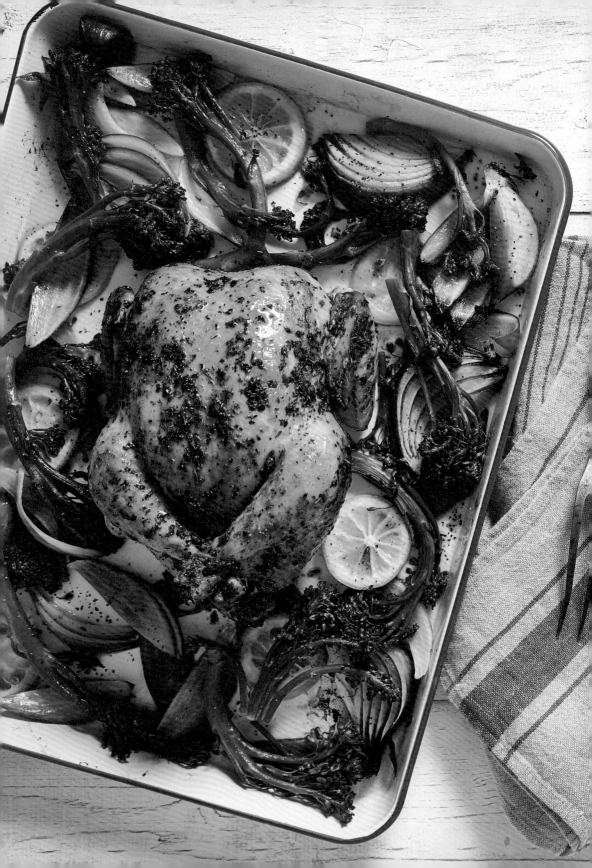

30天減醣快瘦

美國瘦身女王的125道料理，
一年減重57kg的健康餐桌計劃

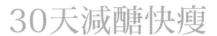

布麗塔妮‧威廉姆斯

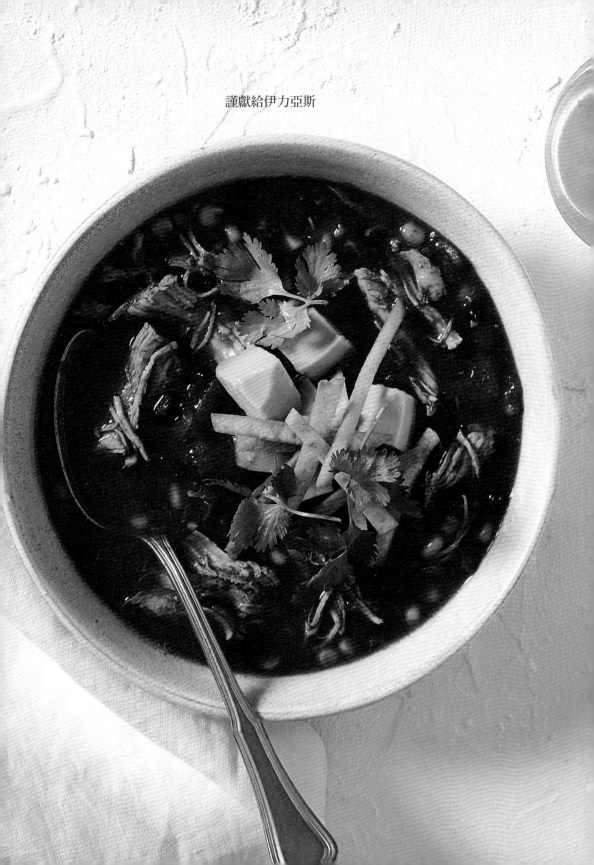

謹獻給伊力亞斯

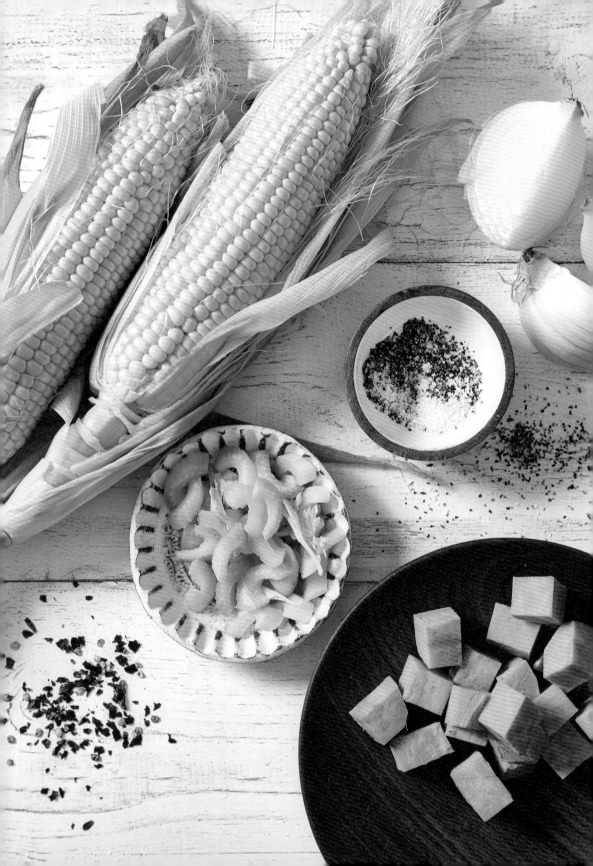

目錄

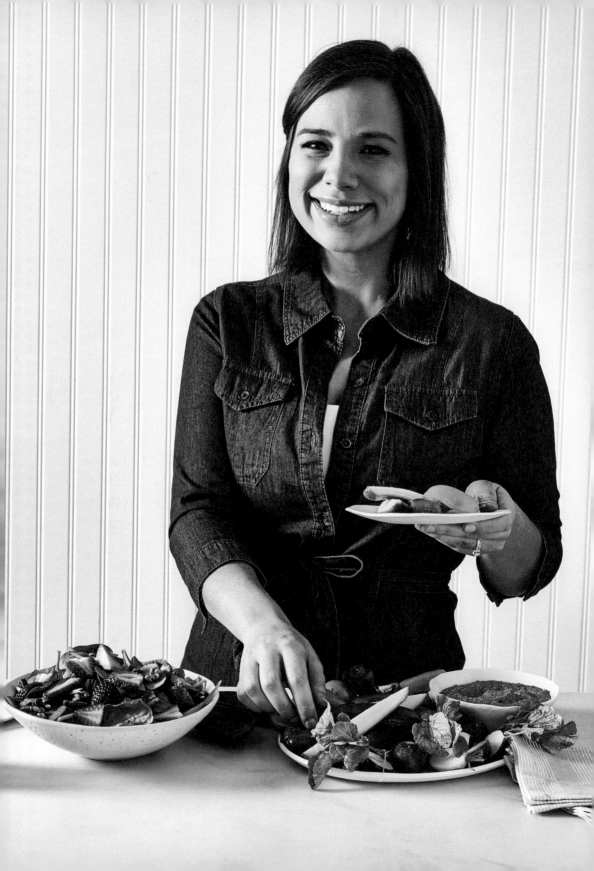

前　言

2016年12月

至今我還記得2016年12月的情景。歡慶佳節的派對終於結束，廚房流理台上滿是各種甜食：吃剩的聖誕節餅乾、胡桃餡餅、紅白相間的拐杖糖，就連屋內的空氣都是香甜的氣味。我當時倚靠著流理台滑手機、瀏覽Instagram，無意識地吃著我家金姨最出名的手工乳脂軟糖。

1月即將到來，我打定主意從腸胃開始：新的一年絕對要有所不同。姑且不管我從未實現過新年新希望，但2017年一定要來點不一樣的。

我深知自己得改變，我想要變得健康，但我並不想犧牲熱愛的口味或美食。我能否在不吃減肥藥、不跟從任何減重計畫、多角經營的減重行銷策略、透過手術或密集運動的計畫之下順利減重？我最胖時曾胖到118kg重，對一個159cm高的人來說負荷很大。我真的能順利減掉45kg嗎？

我生活圈裡的每個人幾乎都曾藉由胃繞道手術大量減重。我曾經也想過是否要進行，但我同時想到做手術的結果：不是順利成功就是又可怕復胖。我很清楚，讓自己的胃變小不會是解決方法。對我來說，這趟減重之旅必然是場身心意志的戰鬥。

我的故事

這本料理食譜和其他多數食譜書比起來有點不一樣,除了烹飪料理之外,你還會多了一個喜歡聊天的女性朋友,我將在其中分享自身健康經驗,你絕對沒想過學料理還能交朋友吧(笑)!

本書匯總了125道食譜,外加我這一年來自己實作而成功減重57kg的飲食計畫。這些食譜不含麩質、可自行選用乳製品、含糖量相當低,卻有豐富的健康原型食材。所有餐點都搭配大量蔬食,但選用這些餐點之餘,你也可以偶爾來片餅乾,這些美食料理應用支持的是健康的生活,而不是飲食方式。

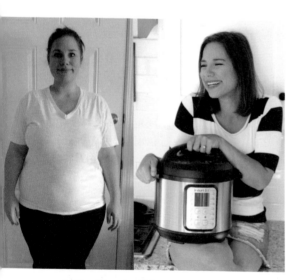

左圖:2016年重達109kg的我。右圖:八個月後減去48kg的我。

在前言裡我也會分享個人心得,因為我希望讀者們可以了解,這趟旅程只是一個過程而已。過去七年來,我確實學到很多健康和身心健全的知識,但在懷孕生子、歷經悲傷經驗,同時為生活庸庸碌碌期間,我減過肥……卻也反覆來回地復胖很多次。

那這一次又是哪裡不同呢?

我跟許多人一樣並非是在健全家庭裡長大。我生長於南加州,16歲時搬到德州,當時還沒流行電子壓力鍋、無麩料理、30天全食飲食法和生酮飲食,也沒人談論乳糜瀉、自主神經自然療法或原始人飲食法等等。我爸爸在我9歲時因為意外而變得行動不便,所以為了支持我們一家九口(是的,我是家中七個孩子裡的老大),母親必須得超時工作,更不用說健康飲食是否為家裡的第一要事了。我們家有自己認定的重要食物類別:快速、油炸、再製的冷凍食品,平常吃的主要是薯條、熱狗、白麵包、滿滿都是糖的麥片,這些我們會自己烹調,或直接去一趟麥當勞就可以解決。在我要邁入青春期之前,我已經被歸類為過度肥胖;而18歲時我的體重已經超過91kg。

減重是我兒時生活的重心之一,我的父母皆是溜溜球節食者,他們總是在嘗試最新的減重方法,像是SlimFast代餐奶昔、好萊塢瘦身果汁、HCG減重、Lean Cuisines瘦身冷凍

食品、Metabolife瘦身營養品，總之他們嘗試的飲食法五花八門，我也無數次親眼見證他們瘦了一大圈後又重新復胖。這就是我對於極端、不健康飲食方法的感想。

我在16歲時確診罹患了一種自體免疫性疾病：甲狀腺症。我媽注意到儘管我沒有改變飲食模式，我仍持續變胖，我的頭髮當時也一把一把地掉，同時還因失眠和疲憊而苦。醫生指示我服用甲狀腺素，並告訴我終其一生都得仰賴藥物，她還說這個病症會影響體重控制；結果我聽了不但沒有因此抑鬱，反倒還覺得像是得到了神奇的「免死金牌」，超重並不是我的錯，是因為生病了！

邁入成年後的我持續與肥胖抗戰，我與食物構築了不健康的關係。好事發生時，我就會以美食犒賞自己；如果發生不好的事，我也會以美食安慰自己。經期來只要我累了、煩了、覺得孤單、悲傷、快樂、憤怒……靠食物就能簡單解決。

在這些時期，食物確實讓我覺得美好。

但隔天我往往會充滿罪惡感，然後就會氣憤自己為什麼不能多控管好自己。

於是我開始過度節食。我會讓自己餓到不行，或是只吃炙烤雞肉和綠花椰菜；我會堅持實行果汁飲食好一陣子或天天計算熱量，這些方法沒用時我就改成計算份量。但接著生活就會一團亂，沒時間追蹤詳實後，我便投身於再製作減重餐，甚至辦了健身房會員卡，找個教練協助。我不斷以購物血拚和度假來賄賂自己，所有方法我都試遍了。

這些沒有任何一項成功。

於是我反覆實行各種不同的飲食法，不計其數，但我的人生始終圍繞在「我很胖，我想要變瘦」這件事。我期待自己終有一天能欣賞自己的外在，而不是只有喜歡內心的自己。

我喜歡內心的自己。老實說，我曾認為我的內在是迷人的，但我討厭自己得要這樣宣告。我就是想成為迷人的尤物，僅此而已。

我受不了自己從未擁有適合自己的衣服；受不了走進服飾店卻只能試穿穿得下，卻不適合我的最大號衣服；受不了努力想穿上褲子卻弄得全身是汗；受不了爬上好一大階樓梯後氣喘吁吁、暈頭轉向的自己；受不了因為自己過度豐滿的胸部被人指控不夠端莊，老實說，這胸部根本無法穿性感的開襟衣，那只會使衣領像烏龜脖子一樣，堆疊成一團。

我厭倦老是得將照片上自己的胸部縮小；厭倦因為害怕被老朋友看見我很胖，所以只好不斷拒絕聚會邀請；我更厭倦與孩子一起玩時，因為全身肥肉抖動而窘迫到無地自容。

我無法拋開這樣的自己，我根本爬不出這個泥沼，我不知道該如何幫助自己，不知道要怎麼打破這種循環，重拾人生。

⬩⬩⬩⬩⬩⬩⬩⬩⬩⬩

我的丈夫布萊迪對於營養這方面一直很有健康意識，他生長的家庭環境與我恰恰相反，不只是營養攝取，其他生活觀念也完全的截然不同。我還記得，我們結婚後第一次去超市時，他看見我是如何在購物車裡塞滿97條白麵包時的驚嚇臉孔。

「噢，寶貝，我們不需要吃那個！那個經過漂白，毫無營養，全都是糖和防腐劑！」

我當時還興味盎然的看著他說：「我不知道你在說什麼東西，但這是麵包，而麵包是好東西。」

我根本什麼都不知道，我從來沒聽過再製食品，也不懂什麼是GMO、MSG、阿斯巴甜、這個染料是什麼、那種色素是什麼，或是其他成千上萬種我們本該避而遠之的成分。

布萊迪真的很棒，他很有耐心地開始跟我解釋這些成分，它們代表什麼意義，為什麼這些知識很重要。於是我們一起看了許多食物的紀錄片，像是《瀕死胖子的減肥之旅》、《餐叉勝過手術刀》、《GMO OMG》，還有《綠色飲食革命》，然後我漸漸懂了。

一直以來我都把食物過度複雜化，如果我吃的是真正的食物，選購像是非基因改造食品、有機、牧草養育、草飼的食材，而非投入在各種「快速減重」飲食法的胡亂食品……那麼我早就可以扭轉乾坤了。

自我們結婚以來，有長達五年的時間我一直在減重和復胖。這段期間內我們養育了孩子，生完第一胎艾薇後我的體重是118kg，於是我在18個月內減掉32kg後，接著就懷了第二個孩子班傑明，生完後又恢復成109kg重，因此我又在8個月內減掉32kg，但我仍然有77kg！我當時覺得人生真美好，甚至向自己宣示絕對不要再變胖。可是人生啊，計畫就是趕不上變化。

2015年3月

屋外下了一整晚的雪。我住在德州的這幾年，還不曾看過如此多的雪。厚重、白皚皚的雪覆蓋在我們的小屋上，宛如一整張美麗的羊毛毯。

大腹便便的我懷著第三個孩子已經三十九週，我正盼望助產士的到來。年初時我才不幸小產，所以即將告終的孕期對我而言也鬆了口氣，我們已經等不及第二個兒子出世了。

助產士抵達時，布萊迪正在洗衣間整修漏水，她帶了束花給我，我們有說有笑地討論瑣碎的小事，我也自豪地帶著她參觀我們可愛的家。

我們將滿是雪的靴子放在門口，一起赤腳坐在地上，然後我開始填寫一些資料和兒子的出生證明，同時我倆討論著，「從現在開始，之後該如何⋯⋯」這孩子是我們第三個歷經完整孕期的孩子，我也沒想過孕期還有多久。

接著來到臥房，其他孩子也圍在身邊，助產士用胎兒探測器檢查我肚中的孩子。女兒艾薇也會適時地幫忙，輪流拿著探測器。我留意到她花了較久的時間在找兒子的心跳，「他肯定姿勢不對吧⋯⋯」我心想。

數分鐘之後，助產士收起探測器，努力微笑著看著我，她的雙眼澄澈濕潤，彷彿帶有淚光：「是時候出發了。」她輕聲說著。

「要去哪啊？」我輕聲回應，「到醫院去。」「噢。」我不知道為何要去醫院，但我當下也沒再問她任何問題。

可能我心裡老早知道答案了。布萊迪牽著我的手，在積雪的道路上開著車，一路到醫院去。一路上他沒說什麼，但我卻嘰嘰喳喳停不下來。

「孩子沒問題的啦，助產士的探測器一定是壞了。他只是姿勢正好不對而已，他剛剛還動了耶。」我不斷試著告訴自己，同時以此說服布萊迪。

填完一些資料後，他們快速把我送進有超音波機器的房間，默默地架設好機器，我們則屏住呼吸。

整間房靜悄悄的，我們很快就發現了這一點，我從來沒看過我丈夫流淚，直到那時候。我當時只能想，「讓時光倒流到今天早上吧。」我還坐在餐廳窗戶旁，填寫孩子的出生證明。在這世界崩塌以前，讓我再擁有他一會兒吧。

分娩時很安靜，他們把他抱走以前，我只抱了他一下下。他很美，就像他姊姊一樣，手指和腳趾細細長長的。

失去伊力亞斯後的那幾個月是我人生最艱難的時候。雪上加霜的是，下一個孩子也沒能成功生下。如今我才知道那時自己深受憂鬱之苦，我把身邊的人一一推開，就像我不想感受任何情緒，我只想要麻痺自己。完全放空比起處理情緒來說，相對簡單多了。

以往「吃了就沒事」的食物第一次失效，沒有任何事物能讓我開心起來。

即便如此，我的周遭仍有許多很美好的事：在我調養身體時來幫忙打掃家裡、照顧孩子的女士；為我準備好的餐點；向神祈禱的話語；網路上為伊力亞斯葬禮和我們龐大醫療負擔募款的陌生網友。我確實感受到很多可怕的情緒，

但我從不覺得孤單。

從身體健康的角度來看，孕期期間增胖太多，但最後卻不得其子，這實在是難以舒緩的創傷。在我成功生下兩個孩子後，我便即刻減肥；但在失去伊力亞斯之後，對我而言，沒有什麼事是重要的了。我的家人經過了人生變革的診斷，才讓我得以成功做回我自己。

人生變革的診斷

我永遠忘不了，2016年2月10日那天，當我4歲女兒艾薇痛苦喊叫吵醒我時的全然驚恐。當時的她痛苦地尖叫：「媽咪！我全身好痛！我下不了床，我無法走路了！媽咪，救我！」

我丈夫急忙上樓，三階當作一階跑，快速將她抱到我們的臥房。她發著高燒，溫度高達攝氏41.11度，更可怕的是她的手指、腳趾、膝蓋、手肘和腳踝處的關節竟然全都變得非常腫。

我們聯絡了小兒科醫師，他要我們刻不容緩、立刻帶著孩子到兒童醫院掛急診。二十四小時後，我們得到了診斷：幼年型類風濕性關節炎（juvenile polyarticular arthritis）。

即便是同齡的孩子，達拉斯兒童醫院風濕病學小組也未曾看過如此嚴重的病例。她幼小的身體每處關節都受到此病

症影響，他們隨即為她施打高劑量的麻醉劑和NSAIDS（非類固醇消炎藥）。身為一個相對講究自然的媽媽，我的孩子從來沒有接觸過泰諾止痛藥，要讓我4歲孩子每週服用藥物做化學治療的想法實在很可怕。

我盼望能找到其他替代的照料方法，因為我本身就有自體性甲狀腺症，我很明白要讓身體降低發炎症狀，確實有能影響免疫系統的特殊飲食。我問了風濕病學小組的醫生，是否有看過任何患者因為改變飲食習慣而成功，他們只強調改變飲食幫不了什麼忙，但如果我覺得會好一點不妨可以試試。

於是我開始查找資料，詢問所有類別的檢驗：腸漏症、食物過敏、念珠菌增生、寄生蟲、基因突變，還有會刺激風濕性關節炎等疾病相關的冷僻檢測。艾薇的醫生團隊告訴我，這些檢測都不重要。但我很清楚，人體本來就沒能發展來攻克這些疾病。

深知沒有其他辦法，比起我的直覺，我們決定遵照他們的治療建議。但是這項決定反而使事情變得更糟，我看著我的小甜心變了，她變成另一個人，不再是無憂無慮、好玩、有趣的小女孩。她反而變得易怒且激進，她開始說些可怕的話，像是希望自己死掉之類。請記得她不過才4歲，那些藥物讓她出現可怕的副作用。因此，為了讓她不再接觸本該有助益卻幫不上忙、甚至傷害她自己

的藥物，我知道自己得找其他有效的治療。

不同的飲食方式

我的父親在40多歲時確診患有類風濕性關節炎，他發現自己去南加州出差時這些病徵會完全消失。我在歷經數月與艾薇藥物帶來的副作用抗爭後，我分別帶著她和她兩個弟弟，3歲的班傑明和兩個月大的諾亞，陸續搬到南加州。這搬家不到兩週時間帶來的改善，遠比她仰賴藥物六個月來得更有效。

此時丈夫和我已經花了非常多的時間研究氣壓變化帶來的影響，以及如何與人體增加發炎情形相關事項。因為德州地區有經常性的氣壓變化且濕度很高，這樣的天氣使她容易發病。

除此之外，即便我們的風濕性病學專家也明確表示，她不相信飲食改變會對艾薇的發炎情形有任何影響，我們仍決定要嘗試「自體免疫疾病方案（AIP）飲食」。這種飲食法非常嚴苛，要消除所有會引起發炎、使腸道不適的食物，也就是不含穀物、乳製品、夜影科食物（nightshades）、豆類或加工食品。

幸好，氣候變化和改變飲食成功讓艾薇的病況消緩，她終於不用再碰任何藥物。就在六個月之後，我們將她似乎

耐受得了的特定食物陸續加回飲食中。她漸漸開始能吃番茄、四季豆、玉米和無麩穀物。看她如此奇蹟般恢復，激發了我內心的火花。

艾薇確診患病後，我們減除了本來會吃的一大堆食物。有好幾個夜晚，我會哭著想真不公平，但這並未動搖我的決心。這段期間，白天我會與孩子們一起吃飯，但他們晚上上床後，我會自己大吃大喝。我會吃一大桶的冰淇淋，要丈夫去Sonic速食店買雙層起士漢堡、薯餅和冰沙。

我把這現象怪罪在壓力，我背負太多重擔了。

身為母親的我們，一定會有保護孩子，使他們不受傷害的迫切生理需求，這是母愛最極致的展現。不管孩子們是否因為我們不准他們到路上玩而生氣，因為在路上玩很危險，保護他們就是我們的責任。同樣的，我的孩子是否真的想要吃垃圾食物也不重要，我太愛他們了，所以我不能讓他們毒害自己的身體。我太愛艾薇，因此我不能枯坐著看她如此痛苦。既然如此，為什麼我不能同樣的愛自己呢？

我簡直是利用食物殘害自己。

接下來有兩種選擇：我可以繼續合理化自己的行為，或是就此改變。2016年，我改成全食飲食法減掉了23kg，只食用蔬菜、水果、雞蛋、雞

肉、瘦肉、香草、堅果、種籽和超級食物，讓我從118kg重變成95kg。

但我很快遇到撞牆期，無法突破重圍。已經吃得如此健康，但體重卻停滯不前，這非常令人沮喪。驚人的是，對於身高僅有159cm的我來說，採取植物為主的飲食，讓我的身體繼續保留了本該消減的重量。

金姨過去幾年來一直鼓勵我去做基因突變的檢測MTHFR，這聽起來像是詛咒而非鼓舞，但我在嘗試各種新方法後也不知道還能做什麼，於是就做了檢測。

MTHFR指的是亞甲基四氫葉酸還原基因（methylenetetrahydrofolate reductase gene）。身體功能正常時，會生成健康的MTHFR酶，若此基因突變，那就會生成失常的酶。

後來，我不意外地發現自己有兩組A1298C基因突變，也就是說我分別從父母遺傳了這個基因，因此體內酶的功能少了30％至40％，還有不好的甲基化維生素B，完全無法耐受任何含有葉酸的東西。葉酸對我的身體來說就是毒藥。

驚人的是，不是只有我才有這問題，全美約有40％至60％的人有同樣的情況。如果你比較難受孕，或生產時孩子發展不完全、流產，或生產後孩子沒能倖存，你需要做這項突變檢測，並遵照檢測結果攝取補充品。

好消息是，這種基因突變的狀況只需靠著富含葉酸鹽（同時避免葉酸），以及適量甲基化維生素的飲食即能控管。

在我攝取適當補充品的兩週內，我就成功突破減重撞牆期，一週內就減掉驚人的5kg，隔一週我又少了4kg！我的甲狀腺病有所緩減，讓我完全不需要服藥，就好像有人終於給了我答案。我的自體免疫性疾病其實只是根本病症的外顯信號，一直以來我攝取的食物其實都在毒害我自己，自體免疫疾病只是身體尋求協助的指標。

如果你有自體免疫性疾病，找到功能性醫學醫生並與之配合是非常重要的事。我們的身體本來就不該自我毀滅，如果你有自體免疫性疾病，身體會以它知道的唯一方法來告訴你。請向醫生諮詢，或是找到有興趣探索疾病、找出其問題所在的自然醫學專家。這將會改變你一生！

電子壓力鍋的世界

布萊迪非常熱衷高科技產品。他熱愛任何電子以及標榜「能讓生活更便利」的所有事物。有一天他滿臉笑容的帶著Instant Pot電子壓力鍋回家，彷彿他即將獲得年度最佳丈夫獎一樣，但我

卻把那台機器當成仇人。

我不知道為什麼當時自己深受電子壓力鍋的威脅，光是要提起勇氣將它開箱就花了好幾週的時間。因為家裡有小孩，大多時候我都感到有心無力。要學習新的料理方法，這想法讓我焦慮不已。

有天早上，老公出門上班前問我該不該把電子壓力鍋退回去，如果當時他沒有擺出可憐的樣子，我可能真的會將它退回去！當時，電子壓力鍋已經擺在客廳好一段時間，儼然成為家具的一部分，不過我不想讓他失望，所以我向他保證我會試著用來做午餐。

於是我徹底看完了整本使用手冊，但還是不太確定是否該使用它。我後來決定直接來煮糙米，結果竟然成功了！煮好的米飯不僅極其美味，孩子們甚至將整鍋吃光，我只好再多煮一些。

2017年1月，我給自己一項個人挑戰：一整年每晚都親自做飯。我很有自信的認為只要有電子壓力鍋，一定能達成這目標。

我知道要成功達成，就需要可以讓烹飪變得簡單、方便的東西。因為我知道自己難以自制，沒有對外食說不的意志力，於是我戒掉了外食，儘管當時自己對於糖分和加工食品上癮。

在我充滿自信，認為自己有了成功必須要的烹飪工具後，我一一整理櫥櫃、冰箱和冷凍庫，丟掉、丟棄任何會阻擋我的東西。

艾薇無法吃的東西，我也不吃（更不會偷吃）。因為我們已經嘗試過AIP飲食法，而且我一直為孩子做無麩和幾乎無乳製品的料理，這確實幫助很大，所以這次這也不算是非常大的改變。

曾經我因為抓不緊時間，或是很晚才到家，有幾個晚上我要到傍晚六點才煮晚餐；有好幾天我也得拿出冷凍披薩，或是要老公在下班時買晚餐回家。自從使用電子壓力鍋之後，這些狀況消失了，我只要將食材丟入鍋內，就能在半小時內做好一桌飯菜。

因此我全心投入電子壓力鍋料理。

2017年2月以前，我減掉了9kg；而第三個月（也就是2017年3月）以前，我成功減去了21kg。我繼續努力維持著攝取全食、非加工食品、補充足夠的水分，並且只吃適量的食物，體重就能繼續遞減。後來在2017年8月，我成功瘦到61kg，我決定要持之以恆，七個月內我減掉了34kg，前後加起來共減去了57kg！

聽到有人減肥成功時，人們大多都想知道他們是怎麼做的。我最常聽到的問題版本是：「你吃了什麼？」大家都想知道我有什麼特殊飲食方法。

J.E.R.F.法則

我的飲食方法很簡單：只吃原食（Just Eat Real Food）。在我家，我們不吃乳製品、精製糖和麩質，因為我們有自體免疫疾病的問題。對於這一類食物我們身體無法好好呼應，所以我們就不吃。乳製品、精製糖和麩質非常容易引起發炎，多數營養學家也都會建議，如果要減重，至少要限制穀物、糖類和乳製品的攝取量。

為了要遵照J.E.R.F法則，對於食物的定義我有不同的觀點：食物是補充身體的能源，而體態和身體的感受正是對於能源的反應。但我心裡希望讓身體獲得自然、不加工的食材能源，味蕾就有了不同的感覺，我知道自己一開始得慢慢來，這樣才能持之以恆。

這段過程就從限制穀物攝取開始。大部分的情況下我根本不吃穀物；一週大概兩次，我會煮上半杯有機糙米，或是食用幾個含有有機燕麥、不含葉酸的自製迷你瑪芬。

我也限制了乳製品的攝取量。我偶爾會吃點起司，有些東西確實美味到難以放棄，比如帕瑪森和切達起司。

除了少許在地的生蜂蜜或是等級A/B的有機楓糖漿之外，我不吃糖。酵母菌發展需要糖。多數美國人都有腸漏症，正是因為糖導致腸道菌失衡。如果你吃

的是加工、事先包裝好的生鮮超市食品，那根本避免不了。

每一餐，我都會吃大量蔬菜，而且每天會嘗試吃「彩虹」蔬菜。讓自己攝取的水果和蔬菜充滿各種顏色，就是謹記要吃各種蔬果的簡單方法，這樣能提供所有需要的維生素和營養素。

我也會限制水果攝取量，因為水果本身就含有糖，我不想要在減重時攝取過多糖分。比如說，我會吃半顆蘋果，或是在果昔內放半根香蕉或一把莓果。這樣大概就是我一天吃的水果份量。檸檬則除外，因為檸檬本身含糖量很低。

我還是有吃雞蛋、肉、其他種麵粉（椰子粉、杏仁粉和樹薯粉）、油脂（椰子油、酪梨油和橄欖油）、堅果、種籽和黑巧克力。

每一天我會喝至少10杯230CC重的水量。人體需要水分才能代謝毒素，讓腸道蠕動。水也能提升燃燒熱量的速率，增加最多70%的代謝率！

用餐時我會提醒自己，胃只有拳頭般大小，如果我吃下超過的量，那就會撐大。按照此方法飲食，意味著我得少量多餐。一整天下來，我通常會吃主要的三餐，加上一至兩份的點心。

此方式最棒的在於它並非是特別不同的飲食法，它其實是我們都應該施行的飲食方式。我之所以能成功，大多是

因為我自己準備所有的食物，我可以吃自己用蜂蜜和杏仁粉做的巧克力餅乾，而非商店裡那些重度加工、缺乏營養，且由強化麵粉、含有大量糖分製作的餅乾。

這方法沒有什麼秘辛，更不用任何規劃，其實就是攝取正確、適量的飲食，加上使用正確的器具而已，因此即便是不想做飯的夜晚，我也不會打電話叫披薩外送。

我家的早餐相當簡單，只要一天有好的開始，那就容易掌控全天飲食。完整豐盛的早餐可以讓我避免在早餐、午餐之間嘴饞吃點心。我的早餐通常包括綠色果昔、雞蛋，以及火雞肉培根或義式烘蛋；午餐我會吃一大碗的沙拉，或是淋上自製鄉村醬（請見第100頁）的鮮蔬菜盤。午餐結束後，我通常會在下午兩點或三點時感到非常飢餓，因此我會準備一些隨手可拿的健康點心，比如鷹嘴豆泥和蔬菜、蘋果和花生醬，或是水煮蛋。晚餐是我家最需要花心思準備的部分，因為我家有五口，我喜歡烹煮不需30分鐘就能準備好的餐點。通常這就代表是以電子壓力鍋料理晚餐，菜色可能是濃湯、燉菜，或是藜麥沙拉。最好能勤快事先準備好食材，因為這真的是成功的關鍵。隨時準備好食材、點心、飲食計畫、隔夜菜和冷凍食品，就能邁向成功。

以前我很胖的時候，我最大的缺點就是晚上大吃。通常我都是晚餐之後、孩子上床睡覺後，布萊迪和我一起看電視時開始大吃。為了要改變飲食方式，我也調整了自己的生活方式。所以，為了減少攝取加工、不健康的食物，我們也同時減少了可能與之相關的任何刺激元。我們不再看電視，我必須尋找讓我們放鬆的替代方法。現在布萊迪和我會玩桌遊，我們會一起做事，或發揮創意，自己做自己的事。因為這些活動遠比看電視更需要用心，我反而不會掉入恣意大吃的陷阱裡。其實在你還沒意識到時，有非常多不健康的熱量需要消耗。所謂「調整生活方式」，不僅是要調整我們所吃的東西，我們也要學會如何吃、在哪裡吃和為什麼要吃！

為何我沒列出營養資訊

我之所以沒有把營養資訊放入本書或網站上，原因有很多，主要是因為我花了好多年追蹤熱量、碳水化合物、飲食重點，由小至大，但根本沒有成功。在我停止追蹤後，體重又會開始慢慢復胖……再說，誰會有那麼多時間每天計算自己吃的食物呢？

我得重新訓練自己，讓自己不再把食物想成數字，改而視之為能量。我得停止過度在意數字，開始重新接觸身體。我需要了解身體自然發送的信號、如何滋養身體，以及做到何時為止。

對我來說，「營養」一直是我處於「減肥」模式時的絆腳石，但若是轉換成「我吃故我在」模式時則無妨。

另一個理由在於，不同食材自然有不同的營養內容。我可以根據我使用的食材來條列營養成分，但根據你選用的食材不同，則有不同營養組成。若你是因為健康問題需要追蹤營養成分，最好根據自己使用的食材，自行計算營養內容。

如何使用本書

好的，所以你買這本書是因為想找到烹調靈感，嘗試簡單美味、健康的料理，還是你就是想減重？不論理由是哪一種，我都替你開心。不管你的動機是什麼，是減重、增加體力、減少脹氣或為了更好的睡眠，如果你按照這本食譜烹飪，你一定能看到、感覺到自己有所不同。

為了能讓自己成功，以下是幾件需要做到的事：

① **拍一張「開始前」的照片**：將全身尺寸和體重先記錄下來。不要跳過量測，因為你可能有數週時間根本沒減重，但身形卻少了幾吋。這將會是你這趟旅程上的一大鼓舞。

② **清掃冰箱和食物儲藏櫃**：將所有高度加工的食物全都清除掉。為了節省開銷，調味料可以留著，直到用完為止。這些調味料用完後，就購買健康的替代品，比如醬油用椰子氨基替代。如果你真的動力十足，想要徹底清理整個食物儲藏櫃，可以將未開封的食品捐到住家附近的食物銀行。

③ **重新儲備全食**：這意味大量的瘦肉和蔬菜，也是整套飲食計畫的第一步。這本書收錄了30天的飲食計畫，你可以隨意自行混合搭配，但一天內別放入兩道含醣量高的餐點。想維持下去的簡單方法就是，在你開始設計自己的飲食計畫時，先理解以下規則：

早餐＝含有大量蔬菜的果昔或雞蛋料理

午餐＝含有蛋白質的沙拉、隔夜菜，或是含醣量少的輕食（藜麥、糙米、四季豆、燕麥）加上大量的蔬菜。請見本書中的「濃湯」、「捲餅」、「配菜」、「蔬菜」和「沙拉」。

晚餐＝適合全家共享的料理，含醣量偏高沒有關係，只要留意份量大小就好。比如說，任何的一碗料理、兒童食物或午／晚餐料理。

午餐與晚餐可以交換，不過含醣量高的餐點最好在午餐吃。

④ **留意份量大小**：忘掉計算熱量、碳水化合物或數字吧。人類史早期的飲食多以植物為主，較少碳水化合物／肉

類，而且食用的份量更是少之又少。為了模擬這種飲食方式，我會用小的沙拉盤，或是1或2杯份量的碗來測量份量大小。

至於份量大小的黃金守則，我會一直謹記：胃的大小應該就是握緊的拳頭。理想上，我攝取的飲食份量不應該超過拳頭大小，若是吃下比這份量還多，就會讓我的胃脹大，這樣一來，未來的我就會需要更多食物，才能覺得「飽」。

每天我會試著不要吃超過半杯的藜麥或糙米，肉類蛋白質我會控制在每一餐85公克，然後我會盡可能地用蔬菜填滿餐盤。如果我還想要再吃，我會選擇蔬菜，而非更多的碳水化合物或蛋白質。

吃東西的時候，只要想著自己正在咀嚼的食物，這也能消除隨便亂吃的習慣。想想口中的食物有多麼美味，仔細品嚐每一口。每吃一口，都要記得放下叉子或湯匙，這樣才能有更多時間去感受身體是否開始覺得飽了。任何剩菜剩飯，放入冰箱或丟掉，都比留在體內好。

如果你吃完一餐後還是覺得餓，那就找蔬菜來吃，千萬不要選擇高份量的碳水化合物：炒飯、藜麥沙拉或玉米薄餅。若我吃完正餐後還是有點餓，有時候我會直接吃生菜搭配我自製的酪梨蔬菜沾醬。

5 **晚上七點後廚房就不開火**：有禁食時間很重要，這可以讓身體分解食物，儲藏脂肪。如果你一直吃，身體就得一直消耗能量來消化食物。如果一天之內你花上超過12小時的時間在吃東西，體內的能量就得被分配去協助分解脂肪儲藏。

6 **每晚至少睡滿8小時**：這裡提供的方法，有時候依照個人不同的生活方式會很難執行。我目前還有嗷嗷待哺的1歲小孩會跟我們一起睡，過去七年來我從未有過不受干擾的8小時睡眠，但這些都不會改變如果能獲得充足睡眠，的確能有助減重和減緩壓力的事實。

7 **追蹤記錄所有事情**：我不會去算點數、微量或熱量，但我的確會記錄自己吃了、喝了什麼，還有我的體重。我有一本日誌，我會在上頭寫下自己吃了什麼、喝了多少CC的水，還有當天我的體重是多少。這是一種負責任的方法，讓我能持之以恆、了解體重變化的模式和吃下的食物。

我不會建議每個人每天都量體重，因為我知道這是非常敏感的一件事。不過磅秤在我這趟減重的路途上確實是很棒又負責的夥伴，它是很重要的工具，可以讓我知道身體會保存哪些食物，而哪些食物比較容易消化。我知道這對所有人而言不見得是很正向的東西，所以

我建議每個人還是找出對自己身心最好的方式。

⑧ **每天至少一定要喝到8杯230CC的水量**：我會試著喝大約10至12杯的水，身體裡保持充足水分是減重、排除身體毒素和清整腸胃的關鍵。接下來的話我一定要用加強語氣告訴你：如果要成功，一定要喝下充足的水。

可以隨身攜帶水瓶，買一個大型水罐，無論如何都要喝水。如果你覺得難喝，可以添加柑橙、水果或其他天然的口味。但是不管你做什麼，都要隨時隨地喝水。這個步驟無疑是最重要的一步。

⑨ **隨時都要動**：你不需要去辦一張時尚健身房的會員卡，或是花數小時跑跑步機，除非你就喜歡這樣，覺得如此才酷！我跟很多人一樣，是個全職工作者，同時也是三個孩子的母親，我還會在家自己指導孩子學習。我不是在找藉口，只是我很實際。我做的活動來自和孩子們追逐玩耍，若我得以有安靜的時刻，我會選擇坐下，而非跑去健身房運動。

我也曾試著做一次YouTube上的「初學者瑜伽」，結果就是個災難。孩子們不約而同爬到我身上，雖然我一直想重新再來一次，可是我最小的孩子總是在我往地上彎的時候討抱。現階段的我來說，真的不適合去做那些一般人認為

運動該做的傳統活動。

那麼讓我們換個方式想想看吧！你會掃地或吸地板嗎？那也是運動！

刷浴室也是運動的一種！沿著街角，推著嬰兒散步，也是很棒的臂力練習！背著孩子煮菜、做家事、摺衣服呢？還有誰會需要滑步機？洗碗盤和準備午餐時，與孩子一同跳舞，這不是雙贏嗎？

每天多增加一點額外簡單的活動，久而久之就能有豐厚的收穫！

⑩ **每週吃甜點一次**：因為一向愛好烘焙，我會為家人做甜點，這能幫我解壓，而且孩子們非常喜歡。星期五晚上是我家的甜點之夜，這一天的晚上我通常會做餅乾、蛋糕或布朗尼，但我會用健康的食材來替換傳統材料。就連那些小點心都是用健康的食材完成，同時我依舊會記錄自己攝取的份量。

因為我隨時都會準備好健康的甜點替代品，所以我不會覺得自己需要大吃來滿足口腹之慾，我會提醒自己下一週還能再做這些點心，所以依舊能維持下去。

⑪ **攝取有限的酒精**：以前我先生和我在晚上睡覺前有很不健康的飲酒習慣，他會喝啤酒，我是一杯紅酒，觀賞Netflix的同時還吃洋芋片跟莎莎醬。1月時，我的目標並非盡快減重，而是想

讓生活改變這件事能長期維持下去。既然酒精是我真的很喜歡的東西，所以不可能放棄得了。

比起完全戒除酒精，我決定不再買酒（不過這主要是因為酒都沒有成分／營養標示），改成開始自己調窈窕雞尾酒（請見第216頁）。最初的一、兩個月期間，我每隔一晚就會喝一杯230CC的雞尾酒，我雖然還是有瘦下來，但驚人的是我對於夜晚來一杯的渴望漸漸消失，現在的我只有社交場合會碰酒，大約一個月一次。

⓬ **進食頻率增加：**因為我攝取的食物份量現在都剛剛好，所以我變得更常進食，通常一天會吃3到6餐。這通常是指一日三餐，加上中間二至三份小點心。這種飲食方法能讓我體內維持新陳代謝，不會讓自己感到「飢餓」，這樣一來，也就讓我不會再狂飲暴食。

⓭ **不要一天六餐都煮豪華大餐：**我做料理不是為了要贏得詹姆斯比爾德基金會大獎（James Beard Award），我做菜是為了補足自己和家人的身體需要，是為了要保持健康，更是為了改變生活模式而做飯。你會發現我提供的食譜都是能方便取得的食材，還不需要花太久時間備料或烹煮（我可是三個孩子的媽啊！），但說實在話，它們真的很美味。只要記得，每次做飯時的三個黃金要則：脂肪、纖維、蛋白質。攝取富含這三種元素的食物，就能幫助你燃燒更

多脂肪，使飽足感維持更久！

⓮ **為自己設定成功目標，全家人一起來：**不會在家裡吃的食物就丟掉吧！丈夫不吃、孩子不吃、每個人都不吃的話，沒有例外。如果你捨不得而一直儲藏食物，那最後你只會走向失敗。只要不在周遭，你就不會去吃。

我曾清楚告知家裡的人我在做什麼，為什麼要這麼做。我需要全家人幫我一起，讓我對自己負起責任，直到我夠堅強足以自己獨立完成為止。

⓯ **對自己好一點：**每個人都會犯錯，我們總會有所疏忽的時候，但我們定當用盡全力。不要過於苛求自己，對自己好一點。祝賀你自己，因為你正想要讓生活有所正向改變。要認清這條路或許沒那麼簡單，但你能做到！

我都能做到了
你也可以！

　　每天日復一日，時間以每個星期、每個月為單位地慢慢流逝，在你有意識時它就成為你的生活方式。要養成健康習慣需要21天，而我知道你可以持續這個模式21天。這本書裡我提供了一份30天的料理計畫，若你能順利完成三週淨腸飲食，那你一定能讓這健康變化持之以恆，最終永遠改善你的生活品質。身體是唯一一個會伴著我們終身的東西，從哪裡開始就從哪裡著手，最終時也會跟著我們告終。我們只有一個能善待它們的機會，加入我的行列，踏上這個旅程吧，一切都會值得的。

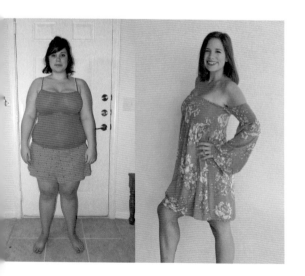

年度回顧：
給讀者們的信

　　我的身體述說了我的故事，我是一位曾懷孕六次的母親，我本來很不健康，但我現在非常強壯。如今的我很自在豐腴、享受著我現在的樣子。

　　回顧是我這趟旅程很重要的環節，我是為了誰做這些事？有哪些我想要取悅的人嗎？不論什麼時候，若這些問題的答案都不是我自己，那我就知道是時候停止了。

　　我的大腿仍然胖到會抖動，但我的身體承載著故事的所有標記。而且你知道嗎？對我而言這完全沒有問題。真的，完全沒問題！我的身體經歷了很多變化，並且反映在我的容貌上。這並不會讓我難過，反而讓我引以為傲。體重並非問題的根本原因，那只是提醒我體內生病的外顯標記而已。

　　這趟旅程大部分是自我發現，更是自律的練習。這過程很困難、耗費的時間很長，但老天，這一切是值得的。因為這個改變，我現在是更好的妻子、母親、更是更好的一個人。這並非是因為我變得比較瘦，而是因為我更能與身體協調，不論生理或心理層面都是。我也更懂自律，變得更愛護自己，最重要的是，我變得更能寬恕自己。

24

最初我以為這是為了減肥，但我其實真正在做的，是突破我人生過往因為食物而建造起來的堡壘和癮頭。現在當我每天起床，我就有了更愛自己的機會。我得以有機會看看鏡子裡的我，與我心中那個美麗的自己對話，對讓我能懷孕六次的身體交談，對能抱著嬰孩晃動的雙臂、不斷驅使我前進的雙腳說聲感謝。我感念自己有幸具備著能餵養三個小人的胸脯，還有讓我丈夫愛慘了的臉蛋。我後來才知道，這段減重的困苦其實重點並不是體重，而是心裡很難熬，心靈也是需要滋養的。

往後你們翻閱這本烹飪書，你可以在其中找到能滋養身體的食譜，儘管你們可能還沒準備好，但我希望你們也能因此受到鼓舞，藉由補足心靈的過程來自我投資。實話實說，你不可能一夜之間就減掉23kg，這可不是什麼奇蹟式的治療法。這需要努力、堅毅和時間，不過我能向你們保證的是，你絕對不會後悔投資自己。

這是屬於你的時間、你的時光、你的時刻。沒有什麼我做得到但你做不了的！

我現在正蜷曲在沙發上寫這封信，還穿著你們絕對沒看過的醜斃羊毛襪，我在想，該如何感謝你們讓我有這機會來分享我的故事。如果這本書沒有什麼讓你值得一學的，那請記得：你不孤單。

祝你們都能成功完成這趟健康旅途。

布麗塔妮

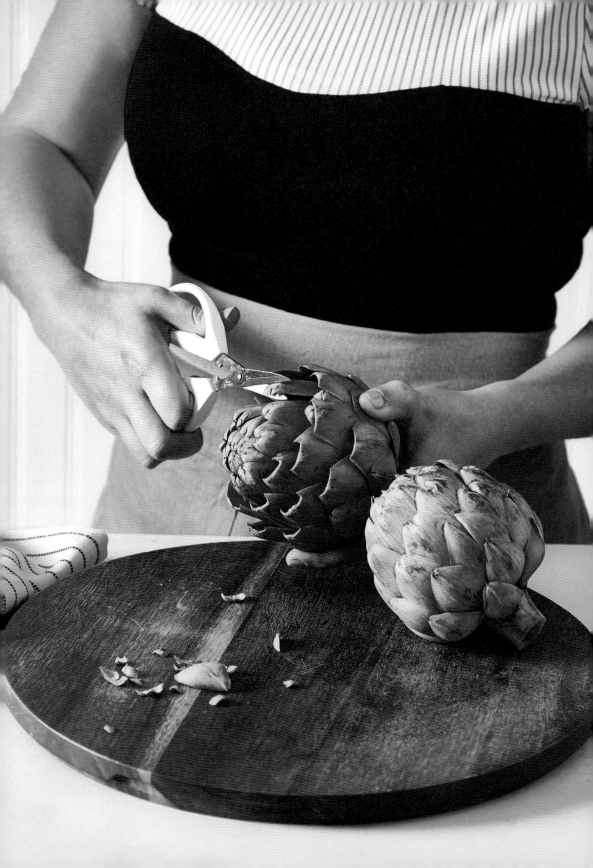

廚房器具與使用食材

開始時，要在家裡做菜可能會比出去外面吃還要花時間，但最後當你習慣為自己做飯，就能節省花費、時間，還有控制熱量。你還能打造出一個自己喜愛的空間（以現有的資源做飯），這樣你就會更想要持之以恆，吃得乾淨健康。

我們全家都變節儉的，但健康真的值得投資。要變得健康，你就需要花一點錢在能讓你邁向成功的器具上。以下是幾種能讓此生活方式得以長期維持下去的器具設備，對我而言它們都很有用！

重要的廚房用具

• 電子壓力鍋

這是你能投資的最棒工具，如果我沒有電子壓力鍋肯定無法完成這一切。電子壓力鍋能將冷凍的肉品在短時間內解凍，接著以一般方式烹煮。本書中大部分的食譜都需要、或者建議使用包含電子壓力鍋功能的多功能廚具。如果你不喜歡花太多時間準備飯菜，這

就會是很好的投資。我用的是Instant Pot電子壓力鍋，因為它含有不鏽鋼內鍋，而非不沾內鍋，不過市面上仍然有很多其他牌子的多功能廚具。

另外，高度高，氣壓就低，大部分食物烹煮的時間就會越長。如果你住在海拔高的地區，而且你發現自己的食物沒有按照內文列出的時間煮好，那就依照下列的圖表，來調整書中餐點的烹調時間。

高海拔地區食物烹煮時間調整

海拔高度	烹調時間
3,000 英呎	+5%
4,000 英呎	+10%
5,000 英呎	+15%
6,000 英呎	+20%
7,000 英呎	+25%
8,000 英呎	+30%
9,000 英呎	+35%
10,000 英呎	+40%
11,000 英呎	+45%
12,000 英呎	+50%

1英呎=0.3048公尺

• 高速攪拌機

我的第一台攪拌機品牌是Magic Bullet，它雖然很好用，但每天使用下來，不到一年我就把裡頭的馬達燒壞了。接下來是Oster，然後是Ninja，最後我們決定要買一台Vitamix。像Vitamix這些牌子的高速攪拌機雖然價格不菲，但它們真的會改變你烹飪的方式。

本書食譜裡提到的攪拌機多半是指高速攪拌機，這些餐點很難用傳統攪拌機完成，若你沒有用正確的器具，還可能損壞你自己的攪拌機。

我幾乎每天都會用攪拌機製作果昔，我也很愛用它來做麵糊、醬汁和淋醬。最重要的一點在於，它們可以攪碎全穀物變成粉狀！自己在家磨製麵粉是很寶貴的技藝，因為一旦穀物、種籽或堅果被磨成粉，開始氧化，其營養價值就會開始流失。自己在家磨製麵粉時，一定要確保能取得所有重要的營養。

• 手動攪拌棒

不論工序或大或小，手動攪拌棒真的是非常方便的廚房工具。我喜歡用手動攪拌棒就鍋來做自製美乃滋、熟豆泥、濃湯和蘋果醬，它可以降低以往把熱燙食物移至攪拌機時會造成的燒焦。我也很愛用它來製作淋醬和醬汁。我會把所有食材放入寬口梅森罐，然後直接以手動攪拌棒放入罐中攪打。

• 食物調理機

很多年來我都不想要買食物調理機，原因在於既然我已經有一台高速攪拌機了，增添一台食物調理機不就只是會佔用空間而已嗎？2016年，我丈夫在我生日時送了我一台食物調理機，如今我依舊難以相信自己竟然逃避它這麼多年。它非常好用，不但能切碎蔬菜、磨碎起司，還能製作鷹嘴豆泥。在我家廚房，這絕對是必需品。

• 柑橙類果汁機

我喜歡用一杯檸檬水當作一天的開始。我會用果汁機榨一顆檸檬，加上900CC的水。這樣不但喝起來很美味，還能幫助排毒。既然我很喜歡在料理中加柑橙類汁液，隨時有這台輕巧方便的工具當然有益無害。

果汁機有手動、手持或甚至電力操作的機台。選擇適合自己的來用就好。

• 鑄鐵煎鍋和不鏽鋼鍋

鑄鐵材質的鍋具有時候風評不太好，因為比起一般的不沾鍋或不鏽鋼鍋，它需要不同的清潔方法。不過網路上有很多影片可以教你如何維護鑄鐵鍋具，所以其實也很簡單。我家

廚房中，我只會用鑄鐵材質或不鏽鋼的廚具，不沾鍋的鍋具含有全氟辛酸（perfluorooctanoic acid），這會釋出毒氣，容易造成出生缺陷、甲狀腺疾病和癌症，用久之後鍋具上的塗料也會分解，也就是說這些化學物質最後會殘留在食物裡。使用不鏽鋼和鑄鐵鍋具烹煮食物時，你則不用擔心會出現這些有害的氣體或化學物質。

• 濾盆

　　廚房裡我很常用的濾盆有兩種，它們皆有很多種的用途，不論是方便我洗淨蔬菜，還是過濾高湯都可以使用。我有一個細孔濾盆，是用來過濾形狀較小的食材，比如藜麥，還有一個能放入電子壓力鍋中的不鏽鋼濾盆，用來方便過濾豆子、高湯，還有水煮蛋。

• 量杯與量匙

　　一套基本的量杯與量匙可以提供精準量測，保證你可以獲得與食譜相同的理想成果。

• 砧板

　　我有兩種不同類型的砧板，分別是木製和Dexas品牌。Dexas砧板是用聚丙烯製成，因此非常耐用，也適合放入洗碗機裡。我會用木製砧板來切蔬果這類沒有強烈氣味的材料。如果我要切洋蔥或肉，我會用塑膠的砧板，因為這類砧板不會吸收味道。

• 鋒利刀具

　　一套好的刀具在準備食材上非常重要，遲鈍的刀子會使做菜過程很痛苦。花錢投資在耐用且能重複磨利的刀具上，可以讓準備食材的過程更歡樂一點。

• 玻璃碗盤

　　我會把所有食物存放在玻璃器皿而非塑膠容器，因為這樣才可以降低化學物質殘留在我們的食物裡。我喜歡使用梅森罐來存放乾貨，也喜歡把新鮮香草放在梅森罐裡，放入冰箱保持鮮嫩。我也會用玻璃保鮮盒來存放剩菜。

食物櫃常見食材

• 椰子氨基

　　可以取代醬油的無大豆製品，在你開始把飲食中含有高度加工的大豆產品剔除時，椰子氨基是很好的替代品。此款食材會跟醬油擺在一起，可以在雜貨商店或網路上找到。好市多現在可以運送（僅適用於美國地區）！

• 椰子粉

　　椰子粉含有豐富的蛋白質、纖維和健康油脂，它還是低升醣指數的食

材。因為是無穀粉類，所以是乳糜瀉患者很好的選擇。（用椰子粉做料理時需要更多的水分，因此並不適合用來取代杏仁粉。）

• 蕎麥粉

蕎麥有豐富的營養，這迷你的抗氧化種籽可是超級工廠！它的名稱很容易騙倒人，但其實蕎麥完全不含任何麥類。它是無麩類種籽，能有效幫助消化，預防糖尿病！蕎麥不僅富含纖維、不會引發過敏，對心臟功能也很好，是我們家最喜歡的粉類之一。傳統雜貨商店裡可能有點難找到，我通常是在網路訂購，或是到全食超市（Whole Food）或Sprouts超市裡買。

• 椰糖（Coconut Sugar）

天然增甜劑，稍微比紅糖粗，這用在無穀餅乾、布朗尼和蛋糕上非常實用。椰糖含有原生纖維（prebiotic fiber）菊粉，對消化非常好，也有助於滋養腸道裡的益菌。

• 有機生蜂蜜

知道你家蜂蜜從哪兒來、是如何生產的，這些可是非常重要。可悲的是，大部分雜貨商店裡的多數蜂蜜都不是真正的蜂蜜，而是以人工糖和甘味劑好比玉米糖漿製成的。最好能找到在地的養蜂人家，因為在地的蜂蜜可是能擊退季節性過敏和環境性疾病的強大幫手。如果你無法找到在地出產的蜂蜜，次要選擇便是找有機且無GMO的生蜂蜜品牌。

• 椰子棕櫚白油
（Coconut Palm Shortening）

為椰子和棕櫚油的混合品。這款白油與Crisco品牌的起酥油完全不同。棕櫚油適合用來做酥皮點心，而椰子油富含營養，還有很多對健康的益處比如月桂酸，可以增強體力，殺死許多像是細菌和病毒的有害病原體。

• 純楓糖糖漿

本書裡我提到的楓糖漿可不是用來搭配鬆餅的糖漿，而是百分之百萃取自楓樹的純楓糖糖漿。151公升的樹液才能製成3.78公升的楓糖漿，因此純楓糖糖漿才會如此昂貴！純楓糖糖漿有分等級A和等級B，指的是濃稠度和色澤的區分，而非品質。這類純楓糖糖漿不包含任何添加物，如高果糖玉米糖漿、玉米糖漿或甜菜糖。

• 無乳巧克力豆

本書中你會看到很多食譜提到無乳巧克力豆，我喜歡的牌子是Enjoy Life。這種巧克力豆不含堅果、大豆或乳製品，適合會過敏的人食用。

• 杏仁奶

製作方法簡單，而且不需要鑽研商

店販售豆奶盒上列出的所有原料。請見第225頁的食譜。

• 椰奶

我們家只用不含BPA（雙酚A）的罐裝椰奶，而非雜貨商店裡的盒裝椰奶。因為盒裝椰奶通常會有很多添加物和穩定劑，更不用說比起真正的椰奶還摻了很多水。

• 印度酥油

印度酥油是帶有堅果香氣的脫水奶油。脫水奶油是指經過加熱後分離乳固形物的乳製品，這種奶油對乳糖過敏的人相對來說比較安全。不含乳醣和酪蛋白，還可以有效增進減重，或協助改善炎症和消化的問題。

• 糙米

糙米熱量很低，富含營養價值，而且是充滿纖維蛋白質的穀類，適合任何實行無麩飲食的人。此種重要食材一定要購買有機的，因為有人說有機米的砷含量較低。

• 藜麥

基本來說藜麥不是穀物，此種富含蛋白質的種籽是目前發現能取得最多植物性蛋白質的食材。它有一種無麩醣的特性，可以與食物結合，產生飽足感。

• 海鹽

我會用海鹽或喜馬拉雅粉色鹽來為所有菜色增添風味。這兩種重要鹽類都富含微量礦物質，可以幫助身體鹼化。

• 無穀麩義大利麵

我的目標是要做出全家人都能享用的健康菜餚。我家三個小孩子都愛披薩，因為我們不吃麩類，也沒有攝取酪蛋白，所以我們會用替代的義大利麵來料理，比如糙米義大利麵、鷹嘴豆義大利麵、藜麥義大利麵和黑豆義大利麵。我們家最愛的品牌是Ancient Harvest。

• 特級初榨椰子油

此款油是超級健康的油脂，非常適合應用在高脂低醣的飲食法上。這種油確實含有飽和脂肪，但人體實際上仍需要少數的飽和脂肪，至少有50％的細胞模是由飽和脂肪酸組成的。

• 特級初榨橄欖油

橄欖油富含對心臟健康的多種營養成分，是數百年來人類飲食的一部分。我們確實可以從中取得許多健康益處，包括其抗炎特性，還有能幫助抵禦癌症的能力！

- 酪梨油

酪梨油是地球上最健康的油品之一，因為它有減緩關節炎的功效，甚至已在法國取得處方籤用藥的資格！酪梨油可以降低膽固醇，增進營養吸收，幫助預防糖尿病和肥胖症，這絕對是食物櫃裡的必需品！

採買的祕訣

- 有機食品

食品標示為「100%有機」時，就代表你要買的這個商品沒有接觸到合成殺蟲劑，且其生產過程沒使用合成肥料、接觸污水沉澱物或游離輻射，此外也不含GMO（基因改造）。

這很重要，因為當你買了非有機農產品時，你就可能攝取到最多三十種的殺蟲劑，這些化學用劑接著在體內代謝後，會儲藏在腸道。攝取到更多殺蟲劑的人，很有可能會引發癌症、阿茲海默症、ADHD（專注力失調及過度活躍症），還可能生育出先天殘障的孩子。這些化學成分會損害神經系統、生育系統和內分泌系統。

- 基因改造生物（GMOs）

GMO為「基因改造生物（genetically modifies organism）」的縮寫，據說若攝取大量GMO食品，就可能會導致無法生育、麩質相關病症、過敏，甚至是癌症。

- 食品標示

閱讀食品標示就像學習一個全新語言，很難，但是若你能努力看懂所購買食品標示的成分，之後就會越來越簡單。在此我會簡單描述一下食品標示上常見的「反派」，希望這能鼓勵你們開始研究：

味精（MSG）：谷氨酸鈉（Monosodium glutamate）是一種外毒素（exotoxin），會使體內細胞異常興奮，刺激細胞死亡。而且，此種毒素會引發或加速學習障礙或阿茲海默症惡化，還會引起肥胖。味精的別名還包括：水解蛋白（hydrolyzed protein）、植物性蛋白質、乾酪素鈉（sodium caseinate）、營養酵母或酵母萃取物、天然增味劑和谷氨酸（glutamic acid）。

人工甘味劑：包括高果糖玉米糖漿、葡萄糖（dextrose）、葡萄糖、阿斯巴甜、果糖、甘蔗汁、甜菜糖、善品糖（Splenda）／蔗糖素⋯⋯不只這些，種類太多，就像阿婆的裹腳布又臭又長。這些甘味劑不僅出現在加工食品和甜點這些你大概可以想像到的食物裡，它們也出現在藥物中、兒童維他命、甚至是牙膏中。甘味劑非常危險，還含有致癌性，它們最初是科學家設計用來讓人類大腦對甘味劑上

癮，使身體偏好攝取加工食品。最直白的說，人工甘味劑根本不該出現在任何人的家裡。

BHA和BHT：丁基羥基甲氧苯（BHA）與二丁基羥基甲苯（BHT）是早餐穀片和洋芋片裡常見的防腐劑。他們均有致癌特性，還會干擾內分泌，使荷爾蒙生成失常。

大豆產品：大部分使用在加工食品上的大豆多經過基因改造，也就是說其植栽從分子就已經遭受改造，因此才能經受得住殺蟲劑和其他化學藥劑的噴灑。GMO大豆含有最高含量的嘉磷塞（glyphosate），也就是常見非選擇性除草劑「年年春」的主要成分。還不只如此，經過重度加工的大豆製品比如醬油，已知會增加雌激素，進而使人體更容易囤積腹部脂肪。

食用色素和添加物：食用紅色色素＃40已證實與兒童行為問題和過動有關，而且實驗鼠還在測試免疫系統期間開始長腫瘤。食用黃色色素＃5也有相似的特性，所以盡可能避免接觸到食用色素或人工色素。

本書食譜份量與壓力鍋操作示範

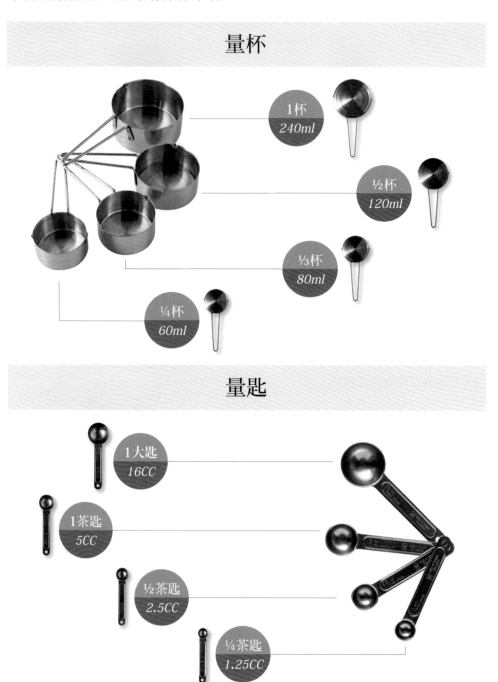

量杯

1杯
240ml

½杯
120ml

⅓杯
80ml

¼杯
60ml

量匙

1大匙
16CC

1茶匙
5CC

½茶匙
2.5CC

¼茶匙
1.25CC

電子壓力鍋操作

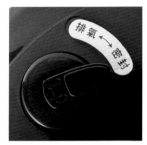

密封

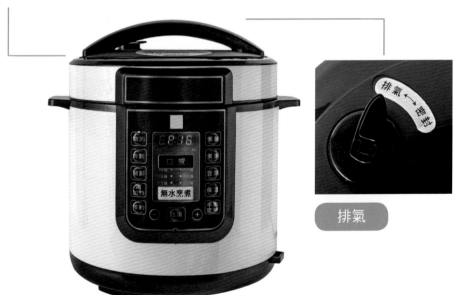

排氣

※原書使用電子壓力鍋為Instant Pot品牌，書中步驟示範因機型不同，可能會出現不同的功能設定，請讀者依照自己的電子壓力鍋品牌說明書操作使用。此處示意為其他品牌壓力鍋。

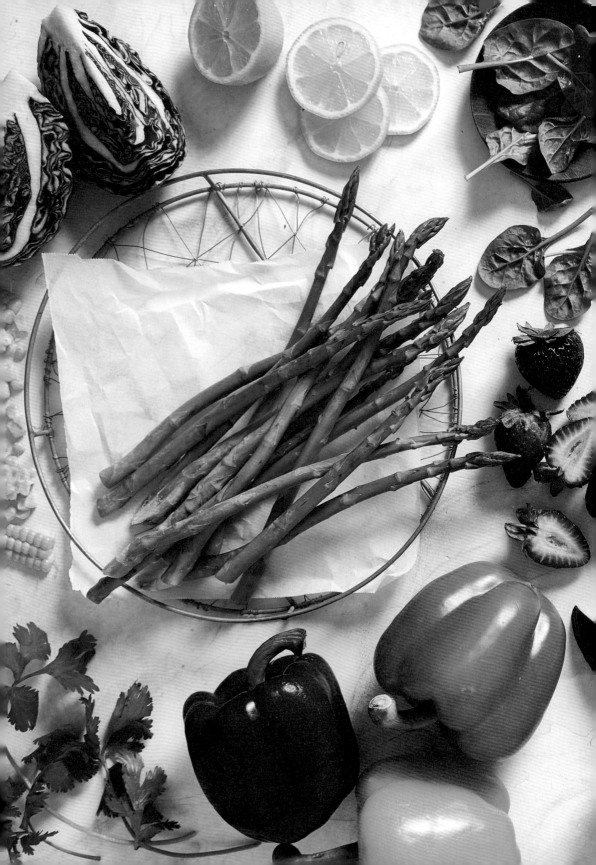

30天料理計畫

　　我通常多在晚餐才會做出糟糕的飲食選擇，也就是我太晚才要做晚餐，卻根本不知道要準備什麼料理的時候。規劃餐點很重要，規劃得越多，就會倒吃甘蔗越來越上手。最終你就會自然存有一大堆你熟悉的喜愛餐點食譜，還會隨時隨地備好食材，這樣你就能隨時快速簡單的做料理。

　　以下我提供了一份30天料理計畫，幫助你們踏出第一步。這些餐點很多都能直接與其他菜色對調，你只需要記得，一天內要避免吃兩頓高醣量的餐點，而且每天至少要喝下8杯230CC玻璃杯的水。若是想吃點心，你可以從本書後面食譜裡選擇任何有蔬菜配菜的餐點或點心。

①	②	③	④	⑤
早餐 彩虹繽紛果昔	早餐 椰子粉鬆餅	早餐 濃香蔬菜炒蛋	早餐 藍莓早餐蛋糕	早餐 肉桂蘋果 燕麥糊
午餐 雞蛋沙拉萵苣 捲餅	午餐 輕食爽口 地中海風味 藜麥沙拉	午餐 羅勒青醬佐 日曬番茄 櫛瓜麵	午餐 蜂蜜芥末 火雞肉培根 捲餅	午餐 1分鐘雞肉 濃湯
晚餐 纖食雞餡派	晚餐 4分鐘香蒜 花菜濃湯	晚餐 比外賣更美味 的橙汁雞塊 藜麥沙拉	晚餐 脫胎換骨 香料雞	晚餐 無乳低脂白醬 金絲南瓜麵

⑥	⑦	⑧	⑨	⑩
早餐 花生醬巧克力 燕麥粥	早餐 快速減重綠色 果昔	早餐 充分飽足早餐 地瓜	早餐 椰奶優格與 藍莓和烤穀 脆片	早餐 檸檬奇亞籽 瑪芬
午餐 亞洲風味雞肉 萵苣捲餅	午餐 科布沙拉	午餐 纖食無起司 通心粉	午餐 鮪魚大蕉沙拉	午餐 簡單雞肉凱薩 沙拉
晚餐 托斯卡奶油 雞肉佐 日曬番茄乾	晚餐 甘藍雞肉腸 白醬披薩	晚餐 10分鐘火雞肉 漢堡	晚餐 熱辣蔬菜塔可 燉菜	晚餐 蛋捲包藜麥 沙拉

⑪	⑫	⑬	⑭	⑮
早餐	早餐	早餐	早餐	早餐
快煮藍莓蘋果醬搭配1至2顆水煮蛋	墨西哥鄉村煎蛋燉菜	肉桂蘋果黏牙早餐穀麥棒	彩虹繽紛果昔	雞肉香腸早餐沙拉
午餐	午餐	午餐	午餐	午餐
草莓菠菜胡桃沙拉	隔夜剩菜	辣番茄羅勒濃湯	夏日豔蝦櫛瓜麵佐鷹嘴豆	日曬番茄羅勒鷹嘴豆漢堡肉
晚餐	晚餐	晚餐	晚餐	晚餐
帕瑪森燒茄子	辣味填椒	墨西哥烤蔬菜法士達沙拉	燉牛肉塔可餅	超簡單辣豆醬

⑯	⑰	⑱	⑲	⑳
早餐	早餐	早餐	早餐	早餐
快速減重綠色果昔	鹹味菠菜煎蛋	椰奶優格、莓果和烤穀脆片	簡易早餐烘蛋	隔夜剩菜
午餐	午餐	午餐	午餐	午餐
甜鹹清爽雞肉沙拉	綠花椰菜燉牛肉	蒸冷凍蔬菜	傳統黑豆濃湯	經典墨式烤吐司
晚餐	晚餐	晚餐	晚餐	晚餐
纖食墨式肉捲	鹹香火烤雞肉小漢堡	蔬菜炒飯	檸檬羅勒鮭魚佐檸檬大蒜奶油朝鮮薊	巧克力花生醬奶昔

㉑	㉒	㉓	㉔	㉕
早餐	早餐	早餐	早餐	早餐
小紅莓香橙司康	德墨早餐烤餅	雞肉香腸早餐沙拉	花生醬迷你瑪芬	杏仁泥鬆餅
午餐	午餐	午餐	午餐	午餐
彩虹繽紛果昔	蔬菜拼盤配蔬菜沾醬：選擇你最喜歡的蔬菜，搭配火雞肉和水煮蛋	清爽玉米濃湯	火雞塊和地瓜薯條	菠菜多多蔬菜湯
晚餐	晚餐	晚餐	晚餐	晚餐
亞洲風味雞肉萵苣捲餅	火烤牛肉燉菜	牧羊人派	托斯卡奶油雞肉佐日曬番茄乾	烤肉醬烤雞肉披薩

㉖	㉗	㉘	㉙	㉚
早餐	早餐	早餐	早餐	早餐
快速減重綠色果昔	經典肉桂蘋果醬和水煮蛋	簡易早餐烘蛋	彩虹繽紛果昔	香蕉巧克力豆迷你瑪芬
午餐	午餐	午餐	午餐	午餐
簡單雞肉凱薩沙拉	隔夜剩菜	單鍋肉醬義大利麵	櫛瓜羅勒醬煲	蜂蜜芥末火雞肉培根捲餅
晚餐	晚餐	晚餐	晚餐	晚餐
蔬菜千層麵	經典肉餅和馬鈴薯泥	義式托斯卡納濃湯	草莓菠菜胡桃沙拉	經典爐烤牛肉

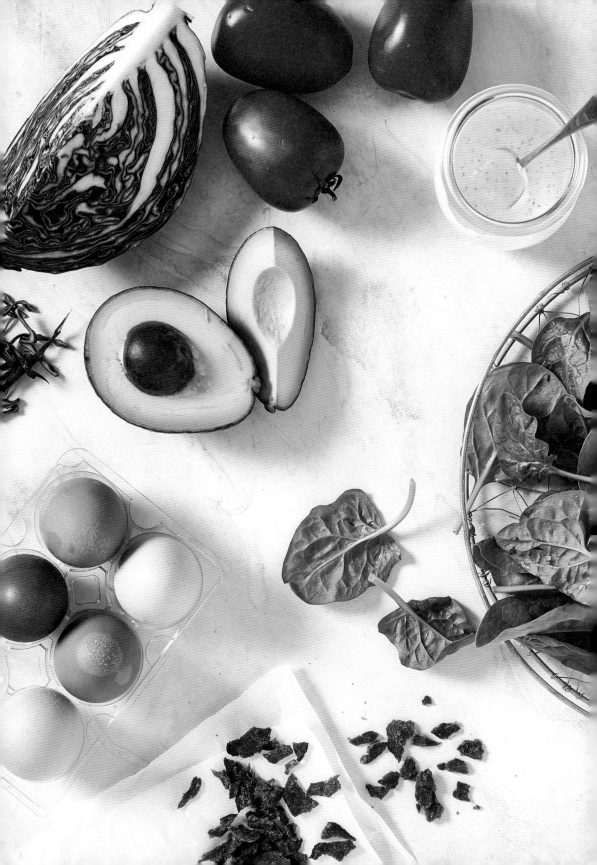

早餐糕點
與瑪芬

BREAKFAST CAKES
AND MUFFINS

椰子粉鬆餅

coconut flour pancakes

食材

- 4顆雞蛋
- 1杯全脂椰奶或椰漿奶油，冷藏8至12小時備用（約383公克）
- 2茶匙純香草精
- 1大匙有機生蜂蜜
- ½杯椰子粉
- 1茶匙小蘇打
- ½茶匙海鹽
- 1份草莓糖漿（請見第221頁）或椰子奶油霜（請見第45頁）

可製作4至6人份

我的女兒艾薇最愛的早餐就是鬆餅加鮮奶油霜。在我們試著按照AIP飲食法調整她的免疫系統時，我得設法做出不含任何麵粉、乳製品或傳統糖分的餐點，而艾薇幾乎沒察覺到有何差異。她喜愛這些鬆餅料理，現在我們全家人也都喜歡，不論是單吃或搭配水果都很美味。

作法

1. 烤盤以攝氏約180度預熱。

2. 將蛋打入中型或大型碗中，攪拌至綿密狀態。

3. 椰漿奶油在冷藏過程中會漸漸油水分離。將奶油部分取出重新放冰箱冷藏（方便製作椰子奶油霜）。量1杯的椰子水，倒入蛋液中。

4. 倒入香草精、蜂蜜、椰子粉、小蘇打和海鹽，攪拌均勻。

5. 烤盤上倒少許椰子油或烹飪噴霧，以⅛至¼杯大小的量杯舀取少許麵糊放在烤盤上，煎烤單面至略呈金黃，表面開始起泡後，翻面使另一面變金黃色。取出完成的鬆餅保溫，直至做完剩下的鬆餅為止。

6. 鬆餅淋上草莓糖漿或椰子奶油霜後享用。

無穀格子鬆餅

grain-free waffles

食材

- 1¾杯蕎麥粉
- 1½茶匙泡打粉
- ¾茶匙小蘇打
- ½茶匙海鹽
- 4顆雞蛋
- 2大匙椰子油
- 2大匙有機生蜂蜜
- 1茶匙純香草精
- 2杯杏仁奶或水
- 1茶匙新鮮檸檬汁
- 1份草莓糖漿（請見第221頁）
- 1份椰子奶油霜（製作方法請見下方）
- 熟成香蕉和新鮮草莓切片，搭配用

可製作10份格子鬆餅

可別被這名稱唬住了！蕎麥是種籽而不是穀物，不僅能為料理帶來驚人的堅果濃香，還不含麩質，含有高蛋白質、胺基酸、離胺酸，因此這一道餐點絕對會是非常棒的早餐美食。

作法

1. 預熱格子鬆餅鐵盤。
2. 將蕎麥粉、泡打粉、小蘇打和海鹽放入大型碗內，攪拌均勻。
3. 打入雞蛋、椰子油、蜂蜜、香草精、杏仁奶和檸檬汁。
4. 舀取¼杯麵糊放在格子鬆餅鐵盤上（請見鬆餅機的使用說明），蓋上蓋子，直到鬆餅變得香脆金黃。
5. 取出格子鬆餅保溫，直到完成剩下的格子鬆餅。淋上草莓糖漿或椰子奶油霜，放上香蕉和草莓切片後享用。

椰子奶油霜

可製作2杯

- 1杯冷藏過的椰漿奶油
- ½茶匙純香草精

1. 攪拌盆中倒入冷藏後的椰漿奶油，加入香草精。以手持或食物調理機上的攪拌器，攪拌均勻直至濕性發泡。

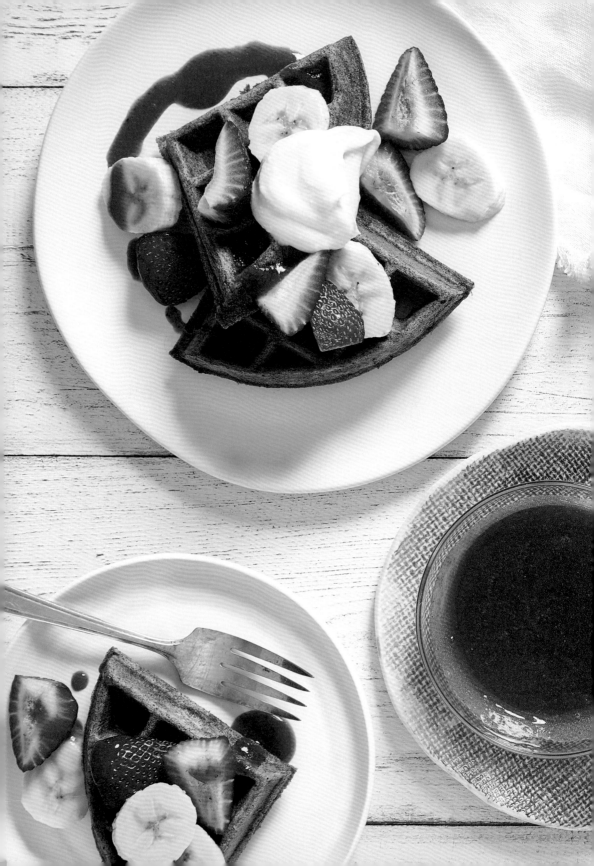

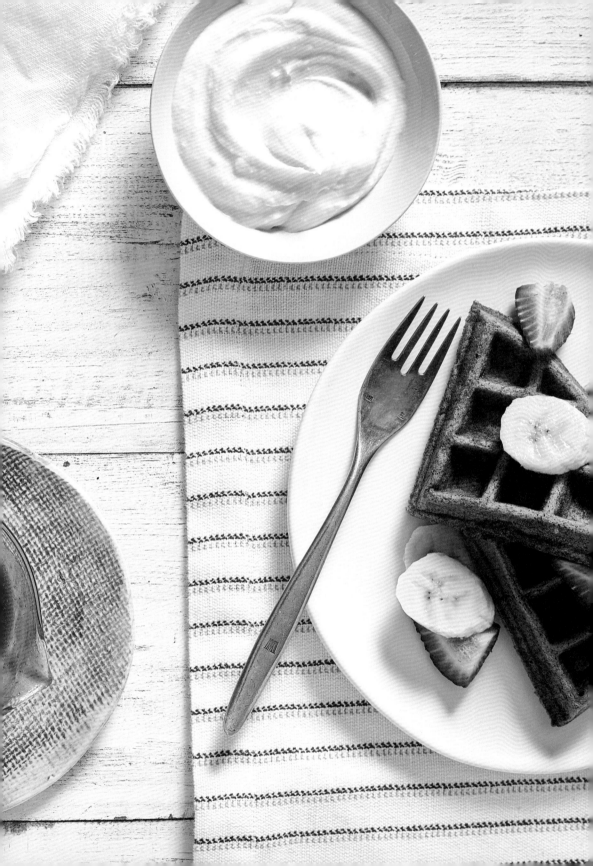

香蕉巧克力豆迷你瑪芬

banana chocolate chip blender mini muffins

食材

- 2顆雞蛋
- ⅓杯有機生蜂蜜
- ¼杯自製（請見第225頁）或商店購買的杏仁奶
- 2大匙有機花生醬、杏仁醬或葵花籽醬
- ¾杯無麩傳統燕麥片
- 1根熟香蕉
- 1茶匙小蘇打
- 1茶匙純香草精
- 1杯嫩菠菜（自行選用）
- ¼杯不含乳製品迷你巧克力豆（自行選用）

可製作24個迷你瑪芬

開始調整飲食方式時，我們做的第一件事就是停止吃麥片。大部分麥片都經過加工再製，含有大量的糖、人工色素，以及實際上對孩子們傷害很大的化學添加物。這些迷你瑪芬可以輕易調整飲食習慣（相信我，沒有人會吃得出來裡頭有菠菜）。我們家通常會一次做十幾個，吃不完的就放在冷凍庫裡。因為這些蛋糕非常小，解凍時只需要15分鐘，如果實在等不及，也可以直接放微波爐花幾秒解凍！

作法

1. 以攝氏約180度預熱烤箱。在24個迷你瑪芬模上噴灑椰子油噴霧。
2. 除了巧克力豆，將所有食材放入高速攪拌機容器裡攪打至滑順狀。
3. 每一格瑪芬模填入¾滿的麵糊。想用巧克力豆的話，可以灑在麵糊上方。
4. 烤9至12分鐘，或是用牙籤戳中間，取出時沒有麵糊殘留，即可將瑪芬去模享用！

肉桂蘋果黏牙早餐穀麥棒

chewy cinnamon-apple breakfast bars

食材

- 1杯無麩快煮燕麥
- 1杯杏仁粉（包裝好的）
- ¼杯有機生蜂蜜
- 1顆雞蛋
- 2大匙固態或融化的椰子油
- ½茶匙小蘇打
- 1茶匙肉桂粉
- 1小撮海鹽
- 1茶匙純香草精
- 1杯切丁的蘋果

可製作16塊早餐穀麥棒

說到早餐我一向偏好甜食，特別是任何肉桂蘋果口味的食物。這些美味的早餐穀麥棒不僅滿足想吃甜食的欲望，最棒的是製作時整間屋子滿是濃濃秋意。

作法

1. 以攝氏約190度預熱烤箱。在8吋方形烤盤上輕輕噴些椰子油噴霧。
2. 除了蘋果丁之外，將所有食材放入桌上型攪拌器的攪拌盆（或是用手持攪拌棒和攪拌盆），攪拌均勻。接著倒入蘋果丁。
3. 將攪拌好的食材輕壓進烤盤。
4. 烤10至12分鐘，或直至周圍烤成金黃色，中間烤熟為止。之後靜置冷卻15分鐘，切割成16塊後享用。

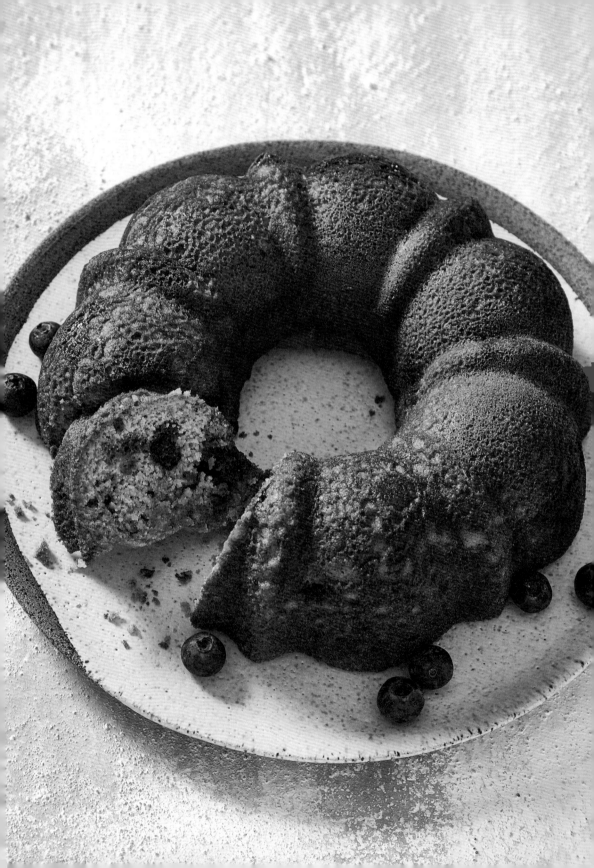

藍莓早餐蛋糕

blueberry breakfast cake

食材

- 4顆雞蛋
- ⅓杯有機生蜂蜜
- 2大匙酪梨油
- 1茶匙純香草精
- 1杯無麩傳統燕麥片
- ½杯杏仁粉
  （包裝好的）
- 2大匙椰子粉
- 1茶匙小蘇打
- ½杯新鮮藍莓

可製作6人份

誰會不喜歡早餐吃蛋糕？自己製作燕麥蛋糕不僅健康有趣，能獲得所有燕麥的營養，還可以避免因每天吃燕麥粥感到單調無趣。

作法

1. 以攝氏約180度預熱烤箱。隨意在6杯邦特蛋糕模或中空蛋糕模噴上椰子油噴霧。
2. 除了藍莓之外，將所有食材倒入高速攪拌機內，以高速攪打至滑順狀後，再手動拌入藍莓。
3. 把麵糊倒入準備好的蛋糕模內。
4. 烘烤22分鐘，或直到用牙籤戳中間，取出後沒有麵糊殘留為止。
5. 靜置冷卻5分鐘後，再把蛋糕移至蛋糕架上。冷卻後再切片盛盤。

Tips

此款蛋糕也可以用電子壓力鍋製作。將麵糊倒入準備好的蛋糕模後，包上錫箔紙。壓力鍋內倒入1杯水，把蛋糕模放在三腳架上後輕輕放入壓力鍋內。蓋上鍋蓋，把壓力鍋氣閥轉至「密封」位置。螢幕面板上選擇「手動／高壓烹煮」功能，高壓設定，接著利用＋／－按鈕設定30分鐘。烹煮完成後要快速釋放壓力，將壓力鈕從「密封」轉至「排氣」位置。小心打開壓力鍋，取出蛋糕模。讓蛋糕冷卻5分鐘後再拿下錫箔紙，接著再把蛋糕移到蛋糕架上。

花生醬迷你瑪芬

peanut butter blender mini muffins

食材

- 1根熟香蕉
- 3大匙有機生蜂蜜
- 1大匙純香草精
- 1顆雞蛋
- 1茶匙可可粉
- ¼茶匙小蘇打
- 1撮海鹽
- ½杯有機花生醬或喜歡的堅果／種籽醬
- ½杯嫩菠菜
- 3大匙不含乳製品的迷你巧克力豆（自行選用）

可製作24個迷你瑪芬

此份食譜是用堅果或種籽醬作為「麵粉」基底，起初我也不太相信，但我媽試做後便一直遊說要我試試看。這方法真的很棒，因為堅果醬的油脂能讓成品更濕潤。我的孩子們也都非常愛她的瑪芬，所以我改編了母親的作法，最後做出這些美味的迷你瑪芬。雖說這列在早餐裡，但對我而言吃起來就如甜點！

作法

1. 以攝氏約205度預熱烤箱。隨意在24杯迷你瑪芬烤模上噴上椰子油噴霧。
2. 除了巧克力豆之外，將所有食材倒入高速攪拌器內，以高速攪打至滑順狀。
3. 每一格瑪芬模填入¾滿的麵糊。有食用巧克力豆的話，可以灑在麵糊上。
4. 烘烤7至9分鐘，或是用牙籤戳中間，取出時沒有麵糊殘留，即可將瑪芬脫模享用！

檸檬奇亞籽瑪芬

lemon chia seed muffins

食材

- 1杯椰子粉
- ½茶匙海鹽
- 1茶匙小蘇打
- ½杯＋2大匙有機生蜂蜜
- ½杯罐裝椰奶（室溫）
- ½杯新鮮檸檬汁
- ¼杯磨好的檸檬皮
- 6顆雞蛋（室溫）
- 1大匙純香草精
- ¼杯特級初榨椰子油
  （融化呈液狀）
- ¼杯奇亞籽

可製作18個瑪芬

外婆做的檸檬蛋糕最是美味。布萊迪總稱她的蛋糕為「檸檬驚奇蛋糕」，因為它們嚐起來就跟「小黛比Little Debbie」牌子的點心一樣。我以外婆的蛋糕為靈感，發想出這個熱量更低的版本！雖然布萊迪可能吃得出不同之處，但其他人根本分不出來。如果你喜歡檸檬，那麼這道甜點你肯定會喜歡！

作法

1. 烤箱以攝氏約180度預熱。用烘焙紙或矽膠模裝填標準12杯瑪芬烤盤。

2. 將椰子粉、海鹽和小蘇打過篩，放在小碗中。

3. 大碗裡混合蜂蜜、椰奶、檸檬汁、檸檬皮、雞蛋、香草精和椰子油。添加奇亞籽，以手持攪拌器，低速攪打至滑順後，靜待10分鐘。

4. 把過篩好的混合物倒入麵糊裡，攪拌均勻。

5. 一一填入瑪芬杯，約¾滿。

6. 放入烤箱烘烤25至30分鐘，或直到瑪芬蛋糕呈金黃色，用牙籤戳入中心取出時沒有麵糊沾黏，再將瑪芬取出，移到架子上放涼。

7. 重複動作，直到用麵糊做完剩下的瑪芬。

小紅莓香橙司康

cranberry orange scones

食材

- 2¼杯杏仁粉
  （包裝好的）
- ½茶匙海鹽
- ½茶匙小蘇打
- 2顆雞蛋
- ¼杯龍舌蘭糖漿
- ⅓杯酪梨油
- 1大匙磨好的橙皮粉
- ½杯小紅莓乾

可製作20至24個司康

司康是我家最愛的糕點，早上搭配咖啡或熱茶最棒。杏仁粉和酪梨油可以增加營養價值。某天艾薇建議可以加入小紅莓和少許橙皮，因此便誕生了這個版本。你也可以用巧克力豆取代小紅莓和橙皮，或是用新鮮草莓切丁，製作新鮮的司康。

作法

1. 烤箱以攝氏約180度預熱。在餅乾烤盤上噴椰子油。
2. 將所有食材放入碗裡，用湯匙攪拌混合。
3. 用冰淇淋勺拿取麵糊，將球狀麵糊放在烤盤上，麵糊距離可以近一點，因為烘烤時並不會漲大。此份量的麵糊應該能做成20至24個司康。
4. 烘烤9至12分鐘，或直到底部呈金黃為止。

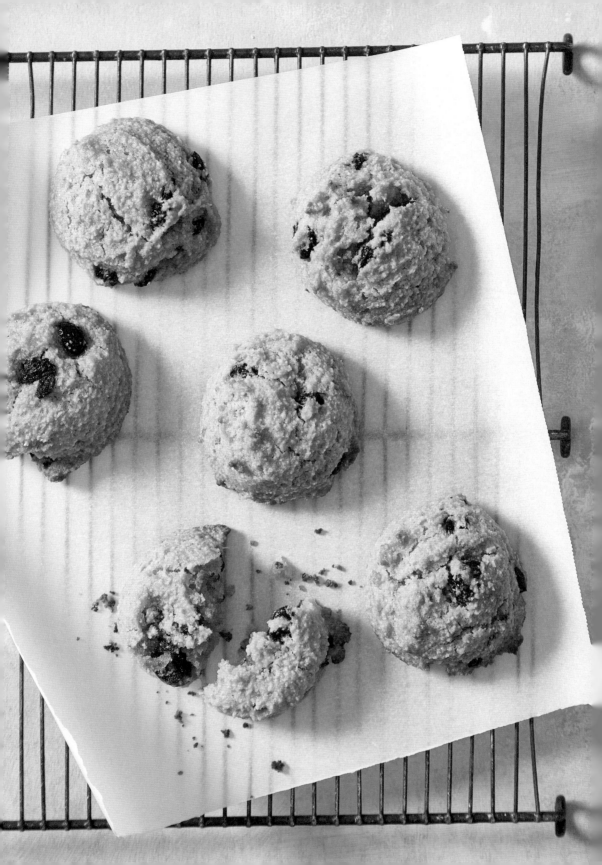

無穀香蕉蛋糕

grain-free banana bread

食材

- ½杯椰糖
- 1杯杏仁粉（包裝好的）
- ½杯椰子粉
- 1大匙酪梨油
- 2顆雞蛋
- ½大匙純香草精
- ½茶匙小蘇打
- ½茶匙海鹽
- 2根熟香蕉
- ⅓杯胡桃或山核桃切碎

可製作1條份量

你可曾注意過孩子們不會去碰過熟的香蕉？但這份食譜使用的香蕉，褐色斑點越多越好。過熟的香蕉才能做成美味香甜的香蕉蛋糕，事實上，這食譜也適合AIP，也就是說每個人都能盡情享用！

作法

1. 烤箱以攝氏約180度預熱。在9x5吋的長型蛋糕模裡噴上椰子油。

2. 除了胡桃碎之外，所有食材以液體為先，一一放入食物處理器，攪打至滑順狀。之後拌入胡桃碎。

3. 將麵糊倒入蛋糕模內，頂部抹平。

4. 烘烤35至40分鐘，或直到用牙籤戳中心，取出時沒有麵糊沾黏為止。

5. 讓蛋糕冷卻5分鐘，接著取出移到架子上冷卻即完成。

杏仁泥鬆餅

almond pulp pancakes

食材

- 1½杯自製杏仁奶（請見第225頁）留下的杏仁渣
- 4顆雞蛋
- ¼杯自製（請見第225頁）或商店購買的杏仁奶
- 1大匙有機生蜂蜜
- 2茶匙純香草精
- 1茶匙小蘇打
- ¼茶匙海鹽
- 椰子油（固態），盛盤時選用
- 1份草莓糖漿（請見第221頁），盛盤時選用

可製作16至18片小鬆餅

我是家中七個孩子的老大，家裡從來就不允許我浪費食物。剛開始自己製作杏仁奶時，網路上有許多食譜都說要將剩下的杏仁渣丟棄。但杏仁有多貴你們知道嗎！這份食譜完全沒有浪費，能將自製杏仁奶（請見第225頁）剩下來的杏仁渣反覆利用，將「廚餘」變成美食！

作法

1. 預熱鬆餅鐵盤，在鐵盤上噴上椰子油。
2. 除了固態椰子油和草莓糖漿之外，將所有食材放入高速食物處理機內，以高速攪打滑順。
3. 舀取¼杯麵糊放在鬆餅鐵盤上，直到麵糊頂部開始冒出氣泡，底部略呈褐色為止。（注意：杏仁粉會比一般麵粉更快變色，所以鬆餅顏色很深時請不要驚慌。）
4. 翻面再煎3至5分鐘。之後從鐵盤上取出煎好的鬆餅保溫，繼續煎完剩下的鬆餅。
5. 盛盤時，在鬆餅上撒椰子油，淋上草莓糖漿。

來頓澎湃早餐

HEARTY
BREAKFASTS

快速減重綠色果昔

instant loss green juice

食材

- 1杯水
- ½顆檸檬，榨汁（約2 大匙）
- ½顆青蘋果或紅蘋果
- 1杯嫩菠菜葉
- ½杯切碎甘藍葉
- 2大匙小黃瓜丁
- ½杯切片的草莓

可製作1人份

早上我喜歡先來杯果昔。這杯1人份的果昔你可以放入一大堆蔬菜；剛開始加入檸檬汁是因為檸檬對排毒非常好，但如果你不像我一樣喜歡檸檬，也可以將檸檬汁減成1茶匙，果昔依舊非常美味。

作法

1. 將所有食材放入高速食物處理機，攪打至滑順即可。

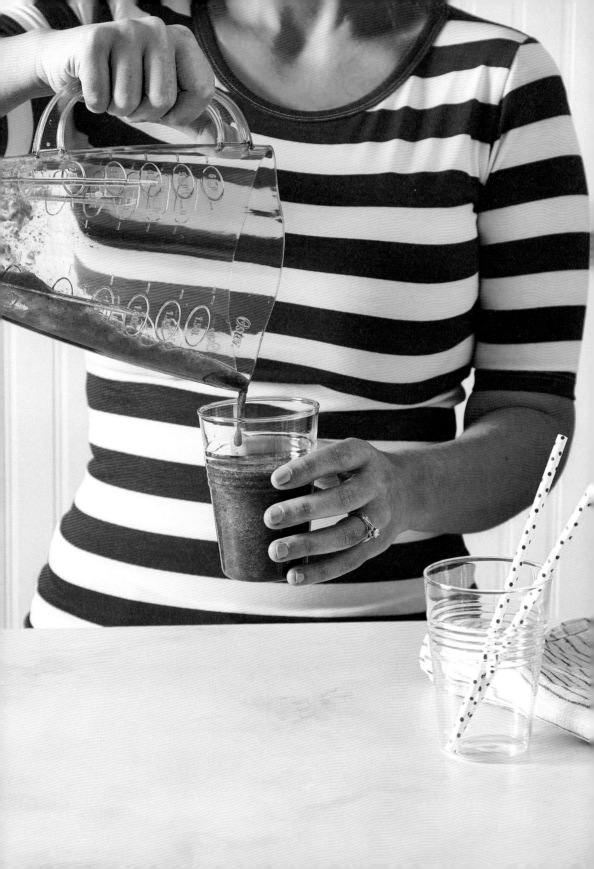

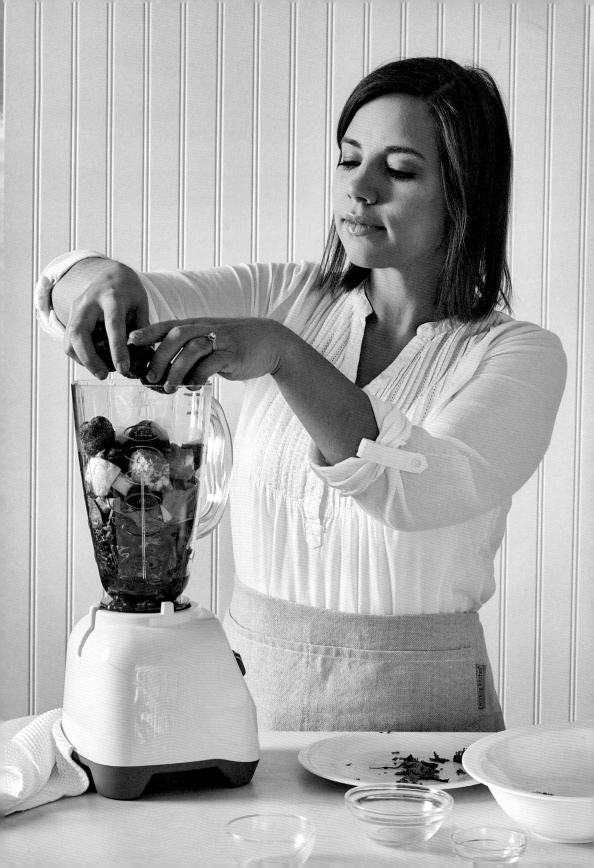

彩虹繽紛果昔

rainbow juice smoothie

食材

- 1½杯水
- 1顆檸檬，榨汁（約¼杯）
- 1杯冷凍草莓
- ½杯新鮮或冷凍藍莓
- 1顆橘子，去皮
- ½杯小黃瓜丁
- ½杯切絲紫萵苣
- 1杯嫩菠菜葉
- ½杯切碎甘藍葉
- 1大匙椰子油（自行選用）
- 1茶匙黃金亞麻籽（自行選用）

可製作4人份

彩虹果昔在我們家相當重要，這是我家孩子最愛的果昔之一。按照此食譜的順序放入水果和蔬菜會很有幫助（這次序才能達到最棒的口感！）紅、橙、黃、綠、藍和紫，接著我們就能看見這些美妙的顏色堆疊出全新美食。

作法

1. 將所有食材放入高速食物攪拌機，以高速攪打直至滑順泥狀為止。

充分飽足早餐地瓜

loaded breakfast sweet potatoes

食材

- 2顆小型或中型的地瓜，不需去皮
- 2大匙純楓糖漿
- 1大匙不加糖自製（請見第225頁）或商店買的杏仁奶
- 1茶匙肉桂粉
- 4片火雞肉培根，煎熟後撕成片狀
- ¼杯切碎的山核桃或胡桃
- ¼杯新鮮或冷凍的藍莓（冷凍藍莓使用前需解凍）

可製作2至4人份

這份地瓜早餐有複合式碳水化合物和充分的蛋白質，是一道非常適合當作一天開始的美食。地瓜有豐富的 β 胡蘿蔔素，在體內會轉換成維生素A，能有效增進免疫功能。

作法

1. 用叉子在每顆地瓜上戳洞。
2. 在壓力鍋中倒入1杯水，放入三腳架或蒸籠後再放上地瓜。
3. 蓋上鍋蓋，確認壓力閥設置在「密封」。在螢幕面板上點選高壓的「手動／高壓烹煮」功能，然後用＋／一按鈕設置16分鐘。
4. 在碗中混合楓糖、杏仁奶與肉桂。
5. 壓力鍋發出「嗶」聲時代表烹煮完成，讓鍋內壓力自然降低至顯示為「低：15」。將壓力閥從「密封」轉至「排氣」位置。蒸氣散出時很燙，要小心。
6. 打開壓力鍋，小心拿出地瓜。地瓜切片後，放上火雞肉培根、胡桃、藍莓和楓糖淋醬。趁熱享用。

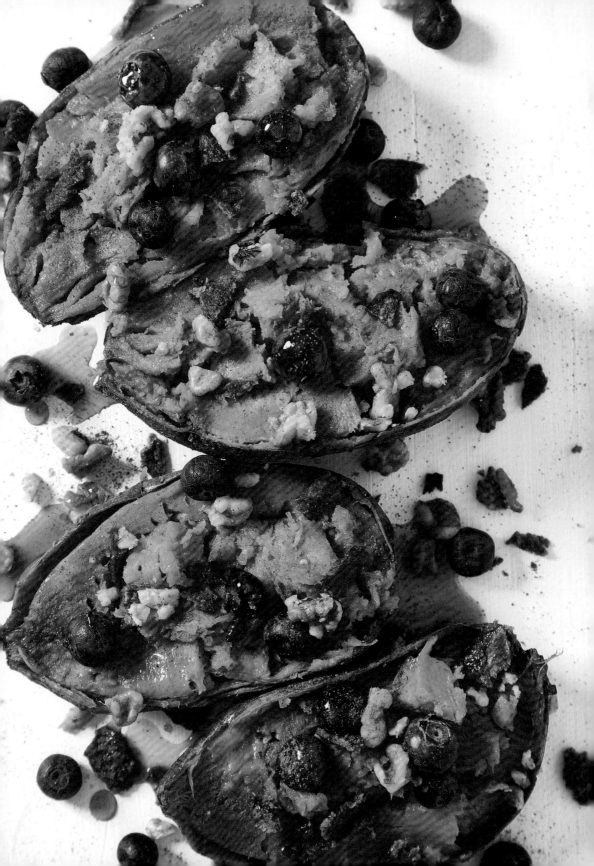

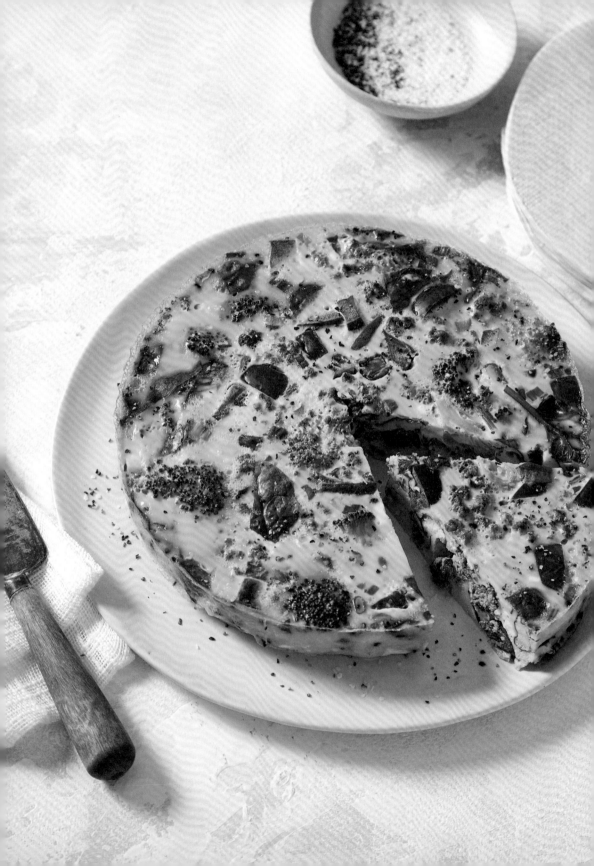

簡易早餐烘蛋

simple breakfast frittata

食材

- ½杯切丁的花椰菜菜株
- ½杯切碎的嫩菠菜葉
- ½杯切丁的熟番茄
- 8顆雞蛋
- 2大匙自製（請見第225頁）或商店買的杏仁奶
- 1大匙切丁的青蔥
- ½茶匙海鹽
- ¼茶匙黑胡椒
- ½杯煮熟的牛絞肉或肉腸（自行選用）

可製作4至6人份

烘蛋的製作方法非常多元。利用所有剩菜，就能做出有飽足感又營養的早餐。我也喜歡加沒吃完剩下的捲餅肉餡，但你可以自行添加冰箱裡用剩的任何肉類食材。既然可以加在烘蛋裡，又何必浪費丟掉呢？

作法

1. 在可以放進壓力鍋內的3至6杯份量烤盤噴上烹飪用油。
2. 烤盤上放入綠花椰菜、菠菜和番茄。
3. 在一只碗中打蛋，拌入杏仁奶、青蔥、鹽巴和胡椒混合均勻。接著倒在疊好的蔬菜上，如果有要用肉碎，再灑在頂部。
4. 以鋁箔紙包覆烤盤後，移到三腳架上。
5. 壓力鍋內倒入1杯水，再輕輕地將三腳架和烤盤放入鍋內。
6. 蓋上鍋蓋，確認壓力閥設置在「密封」。在螢幕面板上點選「手動／高壓烹煮」功能，選擇高壓，用＋／－按鈕設置30分鐘。
7. 壓力鍋發出「嗶」聲時代表烹煮完成。將壓力閥從「密封」轉至「排氣」位置，使氣體快速散出。蒸氣散出時很燙，要小心。
8. 打開壓力鍋，取出烘蛋，趁熱享用。

鹹味菠菜煎蛋

savory fried eggs with spinach

食材

- 1大匙酪梨油或橄欖油
- 2顆雞蛋
- 海鹽
- 黑胡椒
- ½顆羅馬番茄，切丁
- 1大把嫩菠菜葉
- 1至2根青蔥，切丁
- 1大匙切碎的新鮮芫荽

可製作1人份

簡單又有飽足感。我成功減去45kg的那一年間，早餐通常都是喝快速減重綠色果昔（請見第60頁）或吃這道烘蛋。因為方法簡單，所以容易掌控維持，如果你感到不知所措，請記得：簡單就對了。

作法

1. 以中小火預熱長柄煎鍋，倒入酪梨油。放入雞蛋，撒上一撮鹽和胡椒，煎至喜歡的熟度後，取出煎蛋放在盤子裡。
2. 鍋中放入番茄、菠菜和青蔥，翻炒直至菠菜變軟。
3. 將炒好的番茄菠菜堆疊在煎蛋上，再撒上些許鹽巴和胡椒，還有芫荽即完成。

濃香蔬菜炒蛋

creamy veggie scramble

食材

- 2大匙酪梨油
- ½磅小顆地瓜，切丁（約227公克）
- ½顆紅椒，切丁
- ½顆中型洋蔥，切丁
- 3個白洋菇，切薄片
- 1茶匙海鹽
- ½茶匙乾奧勒岡葉
- ½茶匙乾羅勒
- ¼茶匙乾燥辣椒片
- 1杯嫩菠菜葉
- 6顆雞蛋，在碗中打散備用
- ¼茶匙黑胡椒

可製作4至6人份

此道風味十足、香濃滑順的雞蛋料理能讓你飽一整個早上，還提供一天所需的充分蔬菜。若能在前一天晚上切好蔬菜，放入保鮮盒後擺進冰箱保存，那一早準備食材的時間會大大減少，你就能睡久一點！

作法

1. 以「翻炒」功能預熱壓力鍋。螢幕顯示「加熱」時，分別往鍋中倒入酪梨油、地瓜、紅椒、洋蔥、蘑菇、半茶匙鹽巴、奧勒岡葉、羅勒和乾燥辣椒片。在鍋中翻炒10分鐘，或直至所有蔬菜開始變軟。

2. 接著將所有蔬菜鋪平在鍋底，接著灑上一杯菠菜葉，接著倒入蛋液，用剩下半茶匙鹽巴和胡椒調味。

3. 蓋上鍋蓋，確認壓力閥設置為「密封」。在螢幕面板上點選「取消」，再選擇「蒸煮」功能，高壓進行，用＋／－按鈕設置4分鐘。

4. 壓力鍋發出「嗶」聲時代表烹煮完成。將壓力閥從「密封」轉至「排氣」位置，使氣體快速散出。蒸氣散出時很燙，要小心。

5. 打開壓力鍋，用木匙翻炒炒蛋後，趁熱盛盤上桌。

雞肉香腸早餐沙拉

chicken sausage breakfast salad

食材

- 1大匙特級初榨橄欖油
- 2條雞肉香腸，切成厚度約0.6cm小段
- ⅓杯切丁紅椒
- ⅓杯切丁洋菇
- ½茶匙乾羅勒
- ½茶匙乾奧勒岡
- 1杯甘藍葉切碎
- 2杯嫩菠菜葉

可製作4人份

想減少飲食中的含糖量時，最好避免任何形式的糖一段時間。早餐沙拉乍聽之下可能不如預期，但我可以向你保證：這道綜合蔬菜、雞肉香腸和香料的鹹食可以讓你精氣十足，是讓嗜甜者禁口的好辦法。

作法

1. 以中火預熱長柄煎鍋，鍋燒熱後加進橄欖油、香腸、紅椒、洋菇、羅勒和奧勒岡。翻炒5分鐘，直到蔬菜變軟，香腸呈現焦黃為止。再加入甘藍葉，炒到甘藍葉變軟。
2. 盛盤時可在盤中先放生鮮嫩菠菜葉，搭配享用。

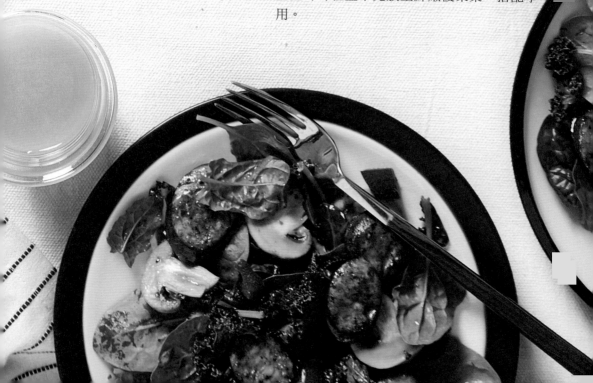

墨西哥鄉村煎蛋燉菜

huevos rancheros breakfast casserole

食材

- 1顆熟番茄，切丁
- ½根墨西哥辣椒，切丁
- ½顆中型洋蔥，切丁
- ¼杯新鮮芫荽，切碎
- 1瓣大蒜，切丁
- ½顆萊姆，榨汁備用
- 1茶匙孜然粉
- ¼茶匙海鹽
- ¼茶匙辣椒粉
- 特級初榨橄欖油
- 9片有機玉米薄餅
- 1杯自製（請見第228頁）或罐頭熟黑豆，洗淨瀝乾
- 8顆雞蛋

可製作4至6人份

此道美味的雞蛋早餐燉菜只需放入烤箱（以攝氏約180度烤15分鐘），或用壓力鍋即可烹煮完成！

作法

1. 在攪拌機或食物處理機內放入番茄、墨西哥辣椒、洋蔥、芫荽、大蒜、萊姆汁、孜然、鹽巴和辣椒粉，攪打直至像是濃稠莎莎醬為止。
2. 在6杯份量的烤盤裡抹上橄欖油。
3. 將3片玉米薄餅分別撕成¼片大小。把薄餅堆疊在烤盤底部，接著將¼的莎莎醬和⅓的黑豆塗抹在薄餅上。
4. 在莎莎醬上方輕輕打上2顆雞蛋後，疊上黑豆。
5. 重複此動作兩次，最後一層放剩下的2顆雞蛋，總共是4顆雞蛋在頂部。
6. 以鋁箔紙包覆烤盤，放在三腳架上。壓力鍋內倒入1杯水，輕輕將三腳架和烤盤放入鍋內。
7. 蓋上鍋蓋，確認壓力閥設置為「密封」。在螢幕面板上點選「手動／高壓烹煮」，高壓進行，用＋／－按鈕設置7分鐘。
8. 壓力鍋發出「嗶」聲時代表烹煮完成，讓鍋內壓力自然降低至顯示為「低：5」。將壓力閥從「密封」轉至「排氣」位置。蒸氣散出時很燙，要小心。
9. 打開壓力鍋，取出整盤燉菜，盛盤上桌。

德墨早餐烤餅

tex-mex breakfast tostadas

食材

- 3大匙酪梨油
- 4片有機6吋玉米薄餅
- 1杯自製（請見第228頁）或罐頭熟黑豆，洗淨瀝乾
- 1茶匙自製（請見第232頁）或商店購買的塔可醬料
- 6顆雞蛋
- 1大匙水
- 海鹽
- 黑胡椒
- ½杯自選莎莎醬
- ½顆酪梨，切丁
- 2大匙切碎的新鮮芫荽

可製作4人份

烤餅是相當適合全家人裡有挑食者或偏食者的美味料理。我喜歡將所有食材放在不同的碗裡，讓孩子自己舀取喜愛的配料製作烤餅。這樣一來不僅沒人會抱怨，還能讓他們覺得自己長大了。

作法

1. 以中火預熱長柄煎鍋。煎鍋燒熱時放入1大匙油，將玉米薄餅兩面煎熱後，取出保溫備用。

2. 鍋中倒入黑豆、塔可醬料和另一大匙油。翻炒並輕壓豆子，接著取出放入碗中，保溫備用。

3. 一只碗中打入雞蛋，加水，攪散，打成有氣泡的蛋液。

4. 在鍋中倒入剩下的油，放入蛋液。稍微以鹽巴和胡椒調味，蛋液邊緣開始凝固時，由外往內翻炒。

5. 在溫熱的薄餅上放上黑豆，再放上炒蛋、莎莎醬、酪梨和芫荽即完成。

花生醬巧克力燕麥粥

peanut butter chocolate oatmeal

食材

- 2大匙印度酥油或特級初榨椰子油
- 1大匙可可粉
- 1撮海鹽
- 1杯無麩傳統燕麥片
- 2½杯水
- ¼杯加1大匙純楓糖漿
- 2大匙滑順的花生、杏仁或葵花籽醬

可製作4人份

這道是我最愛的燕麥粥，自始至終就這麼一道。你知道Cocoa可可脆片浸泡在牛奶一會兒後的滋味吧？這道燕麥粥吃起來就是那樣加上花生醬的口味。如果你不能吃任何堅果或種籽醬，那就不要添加，吃可可燕麥粥就好！

作法

1. 在壓力鍋中放入印度酥油、可可粉、海鹽、燕麥和水。
2. 蓋上鍋蓋，確認壓力閥設置為「密封」。在螢幕面板上點選「手動／高壓烹煮」，高壓進行，用＋／－按鈕設置8分鐘。
3. 壓力鍋發出「嗶」聲時代表烹煮完成。將壓力閥從「密封」轉至「排氣」位置，使氣體快速散出。蒸氣散出時很燙，要小心。
4. 拌入楓糖漿和種籽醬，趁熱享用。

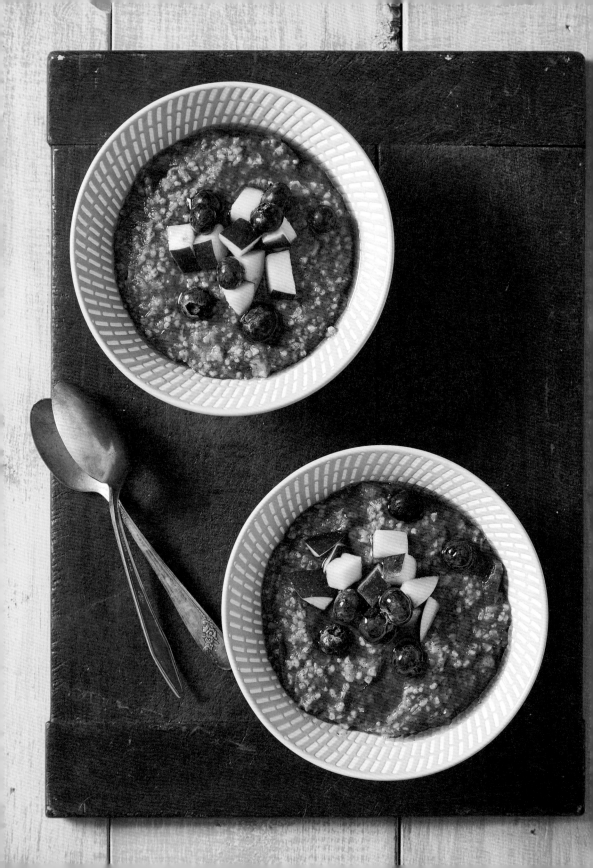

肉桂蘋果燕麥糊

cinnamon-apple steel cut oats

食材

- 2大匙特級初榨椰子油
- 2顆紅蘋果，去核切丁
- 2茶匙肉桂粉
- 1撮海鹽
- ½杯燕麥粒
- 1½杯水
- 2大匙純楓糖漿

可製作4人份

我丈夫是無燕麥粥不歡的男子，這道餐點是改編自他的食譜。每週六早上他和孩子都會非常早起，讓我能安靜工作（這不是摯愛是什麼呢？）。他會煮好一大鍋燕麥粒，但他總會嘗試不同口味（草莓醬、桃子和椰子奶油霜，還有第73頁的花生醬巧克力）。身為蘋果肉桂狂的我，這作法是我的最愛之一。

作法

1. 以「翻炒」功能預熱壓力鍋。螢幕顯示「加熱」時，分別往鍋中倒入油、蘋果、肉桂和鹽巴。用木匙翻炒約2分鐘。

2. 蘋果開始變軟時，加入燕麥翻炒約1至2分鐘，直到蘋果均勻裹上燕麥。

3. 倒入水，蓋上鍋蓋，確認壓力閥設置為「密封」。在螢幕面板上點選「手動／高壓烹煮」功能，高壓進行，再用＋／－按鈕設置12分鐘。

4. 壓力鍋發出「嗶」聲時代表烹煮完成。將壓力閥從「密封」轉至「排氣」位置，使氣體快速散出。蒸氣散出時很燙，要小心。

5. 打開鍋蓋，拌入楓糖漿。燕麥冷卻時會變得濃稠，吸收更多水分，請趁熱享用。

椰奶優格

coconut milk yogurt

食材

- 2罐全脂椰奶或椰子奶油霜（約383公克）
- 2茶匙至1大匙的原味草飼牛動物膠
- 2大匙純楓糖漿
- 2顆益生菌膠囊（我喜歡的牌子是Renew Life）
- 1根香草豆莢（自行選用）

可製作8人份

我最愛吃的早餐之一就是優格。我們以往都會吃希臘優格搭配美味的草莓果醬，但在我們得禁食乳製品後，優格遂成為必須放棄的第一樣食物。自那時起，我開始用椰奶來實驗製作優格。這份食譜成品可以放在冰箱儲藏1週，即便它帶有些許的椰子滋味，卻是很好的乳品優格替代品。

作法

1. 在壓力鍋或優格機內放入椰奶，攪拌至滑順狀。

2. 螢幕面板選擇「優格」功能。用「調整」按鈕將鍋子設定成「煮沸」。此模式能加熱椰奶，耗時約15分鐘。

3. 加熱完成後，利用測溫計檢測椰奶的溫度。溫度要達到攝氏約82度才能殺死任何有害的細菌。如果椰奶溫度不夠熱，點選「翻炒」功能，直到螢幕上顯示「加熱」，持續攪拌椰奶至適當溫度為止。

4. 椰奶溫度達到攝氏約82度後，輕輕將裝有椰奶的容器取出壓力鍋，終止繼續加溫。舀出⅓杯的熱椰奶到別的容器內，拌入動物膠和楓糖漿。將混合品倒回椰奶中，持續攪拌直到完全均勻。（注意：此時一定要加入楓糖漿，因為這樣才能餵養益生菌。）

5. 將椰奶倒入另一個容器內，任其冷卻至攝氏約32至38度，通常這會耗時25至30分鐘。這過程能確保高溫不會完全破壞益生菌的環境。冷卻之後，轉開益生菌膠囊，把粉末倒入椰奶中，攪拌均勻。

6. 接著把椰奶再度放入壓力鍋，選擇「優格」功能、「正常」模式。利用「調整」按鈕設定時間為8小時。椰奶放在鍋中的時間越久，製成的優格就會越酸。蓋上鍋蓋，有沒有鎖緊無所謂，不用採高壓模式。

7. 優格養成後會開始變稠，但仍然算是液態。如果要用香草豆莢，則將香草籽刮出，放入優格中。

8. 將優格移至玻璃容器後，包上保鮮膜避免水分流失變乾，放入冰箱1晚或至少4小時，讓優格變濃稠。

Tips
....

動物膠的用量會影響優格的濃稠度。先以2茶匙開始製作，如果成品不夠濃，下次做時可以多加一點。

快煮藍莓蘋果醬

quick blueberry applesauce

食材

- 1大顆紅蘋果，去核切丁
- ½杯新鮮或冷凍藍莓
- 2茶匙新鮮檸檬汁

可製作2杯

如果你家孩子跟我家的一樣總愛狼吞虎嚥，胃像是無底洞一樣，那麼，若能簡單在攪拌器裡加入幾樣食材，製作成健康的點心最好。這份蘋果醬就跟蘋果派一樣簡單（其實是更簡單），只要三種食材就可以輕鬆完成。你可以放心，這點心對孩子們的小胃來說很剛好。

作法

1. 在高速攪拌機裡放入蘋果、藍莓和檸檬汁，攪打至理想的濃稠度，做成濃醬或泥狀均可。（此蘋果醬可以放在冰箱保存5天。）

經典肉桂蘋果醬

classic cinnamon applesauce

食材

- ¼杯新鮮檸檬汁
- 5磅紅蘋果，去核（約2268公克）
- 1大匙肉桂粉

可製作2.3公升

你知道蘋果皮才是含有蘋果最多維生素和營養的部位嗎？我在製作蘋果醬時總喜歡使用帶皮蘋果。如果你喜歡濃稠的蘋果醬，可以去皮後，用馬鈴薯搗碎器將蘋果壓成泥，而不需用攪拌器。

作法

1. 在壓力鍋中放入檸檬汁、蘋果和肉桂。
2. 蓋上鍋蓋，確認壓力閥設置為「密封」。在螢幕面板上點選「手動／高壓烹煮」，高壓進行，用＋／一按鈕設置5分鐘。
3. 壓力鍋發出「嗶」聲時代表烹煮完成，讓鍋內壓力自然降低至顯示為「低：30」。將壓力閥從「密封」轉至「排氣」位置。蒸氣散出時很燙，要小心。
4. 利用手動攪拌機將混合品打成泥狀，或將混合品小心倒入高速攪拌機，以高速攪打至滑順狀。（此果醬可以放入冰箱儲藏7至10天，放入冷凍則可以保存最多6個月。）

辣豆泥、濃湯與燉菜

CHILIS, SOUPS,
AND STEWS

1分鐘雞肉濃湯

1-minute chicken soup

食材

- 2 ½ 杯自製（請見第222頁）或商店買的雞高湯
- 2杯煮熟調味過的雞肉切丁
- 1杯切丁的胡蘿蔔（中型大小）
- 1杯切丁的西洋芹（約2根）
- 1顆中型洋蔥，切丁
- ½大匙乾燥巴西里
- ½大匙乾燥洋蔥丁
- ½大匙大蒜粉
- 1小撮乾燥辣椒片
- 海鹽

可製作4至6人份

雞湯是我最愛的「大鍋菜」低醣料理。這道基本食譜可以放入不同的蔬菜（又是一個可以消耗廚餘的好方法！），還可以調味做出不同風味。最重要的是用壓力鍋煮只需要幾分鐘！

作法

1. 將所有食材放入壓力鍋中。
2. 蓋上鍋蓋，確認壓力閥設置為「密封」。在螢幕面板上點選「手動／高壓烹煮」，高壓進行，用＋／－按鈕設置1分鐘。
3. 壓力鍋發出「嗶」聲時代表烹煮完成。將壓力閥從「密封」轉至「排氣」位置，使氣體快速散出。蒸氣散出時很燙，要小心。
4. 打開鍋蓋後即可盛碗享用。

熱辣蔬菜塔可燉菜

fiery vegan taco stew

食材

- 1大顆洋蔥，切丁
- 1大顆紅椒，去核切丁
- 1至2根墨西哥辣椒，切丁（如果不想太辣可以把籽和囊的部分丟掉）
- 4杯自製（請見第223頁）或商店買的蔬菜高湯
- 5瓣大蒜，切碎
- 1大匙孜然粉
- 1茶匙卡宴辣椒粉（可自行選用）
- 1¼茶匙海鹽，調味時可另外增加
- 1包扁豆（約454公克）
- 1罐有機番茄丁（約425公克）
- ¼杯新鮮芫荽切碎
- 1顆酪梨切丁

可製作6至8人份

香料！香料！香料！這道辣味燉菜保證會讓你辣到流淚。芫荽能有效幫助排毒，降低血壓，大蒜則能抵禦病菌。混合搭配其他蔬菜，還有充滿蛋白質的扁豆，這確實是一道完整飽足的餐點。

作法

1. 以「翻炒」功能預熱壓力鍋。螢幕顯示「加熱」時，鍋裡放入洋蔥、紅椒、墨西哥辣椒後不斷翻炒約6分鐘，直到蔬菜開始焦黃，稍微黏鍋底為止。
2. 拌入2大匙高湯，繼續翻炒，大約5分鐘直到洋蔥變軟略呈焦黃。
3. 接著拌入大蒜、孜然、卡宴辣椒粉（若有使用的話）和鹽巴。翻炒約1分鐘後，加入扁豆、番茄和剩下的高湯。
4. 蓋上鍋蓋，確認壓力閥設置為「密封」。螢幕面板先點選「取消」，再選擇「手動／高壓烹煮」，高壓進行，用＋／－按鈕設置10分鐘。
5. 壓力鍋發出「嗶」聲時代表烹煮完成，讓壓力自然減少，直到螢幕顯示「低：10」，再將壓力閥從「密封」轉至「排氣」位置。蒸氣散出時很燙，要小心。
6. 盛盤時放入芫荽和酪梨，略加鹽巴調味即可。

辣番茄羅勒濃湯

spicy tomato basil soup

食材

- 2大匙橄欖油
- 1大顆洋蔥，切丁
- ½杯西洋芹丁（約1根）
- 1杯胡蘿蔔丁（約中型2根）
- 1茶匙海鹽
- ½茶匙黑胡椒
- ¼茶匙乾燥辣椒片
- ½杯切碎的新鮮羅勒
- 2片乾月桂葉
- 2罐有機番茄丁（約425公克）
- 2杯自製（請見第223頁）或商店買的蔬菜高湯
- ½杯全脂椰奶
- 無穀大蒜比司吉（請見第187頁，可自行選用）

可製作6人份

在我對健康慎重看待之前，番茄濃湯加上烤起司一直是我最愛的秋季午餐之一。當開始研究這湯品的成分時，我才發現最愛的番茄濃湯內含所有我不該吃的東西：高果糖玉米糖漿、小麥、乳製品和一大堆防腐劑。而這套自製濃湯雖不像開罐頭這般簡易，但也算是方便製作且風味十足。比起搭配烤起司，我喜歡搭配自己做的無穀大蒜比司吉（請見第187頁）。如果這道湯對你而言太辣，你可以選擇不加乾燥辣椒片。

作法

1. 以「翻炒」功能預熱壓力鍋。螢幕顯示「加熱」時，鍋裡放入油後，翻炒洋蔥、西洋芹和胡蘿蔔約5分鐘，直到這些蔬菜變軟。

2. 在鍋中加入鹽巴、胡椒、乾燥辣椒片、羅勒、月桂葉、番茄、高湯和椰奶。

3. 蓋上鍋蓋，確認壓力閥設置為「密封」。螢幕面板先點選「取消」，再選擇「手動／高壓烹煮」，高壓進行，用＋／－按鈕設置5分鐘。

4. 壓力鍋發出「嗶」聲時代表烹煮完成，讓壓力自然減少，直到螢幕顯示「低：10」，再將壓力閥從「密封」轉至「排氣」位置。蒸氣散出時很燙，要小心。

5. 把月桂葉取出，用手持攪拌棒攪打整鍋湯。趁熱享用，也可以搭配比司吉。

義式托斯卡納濃湯

zuppa toscana

食材

- 1磅義式雞肉香腸，切片
  （約454公克）
- 1大顆洋蔥，切丁
- 2大根防風草，削皮後切丁
- 1罐白腰豆，洗淨後瀝乾
  （約425公克）
- 1茶匙海鹽
- ½茶匙黑胡椒
- ¼茶匙乾燥辣椒片
- 3瓣大蒜，切碎
- 3杯自製（請見第222頁）
  或商店買的雞高湯
- 2茶匙葛根粉
- 1杯全脂椰奶
- 6條火雞肉培根，煮熟後
  剁塊
- 2杯切碎的甘藍
  （包裝好的）

可製作6人份

這道菜顧名思義是托斯卡納風味的濃湯，我非常喜歡，特別是「橄欖園（Olive Garden）」餐廳的特製版本，口感濃香滑口。這道不含乳製品的經典湯品，會讓你彷彿馬上飛到義大利。

作法

1. 以「翻炒」功能預熱壓力鍋。螢幕顯示「加熱」時，鍋裡放入香腸、洋蔥，翻炒約5分鐘，直到香腸開始變得焦黃，洋蔥開始變透明為止。
2. 接著放入防風草、白腰豆、鹽巴、胡椒、乾燥辣椒片、大蒜、高湯和葛根粉。
3. 蓋上鍋蓋，確認壓力閥設置為「密封」。螢幕面板先點選「取消」，再選擇「手動／高壓烹煮」，高壓進行，用＋／一按鈕設置8分鐘。
4. 壓力鍋發出「嗶」聲時代表烹煮完成。將壓力閥從「密封」轉至「排氣」位置，使氣體快速散出。蒸氣散出時很燙，要小心。
5. 打開鍋子，拌入椰奶，再放入火雞肉培根和甘藍後享用。

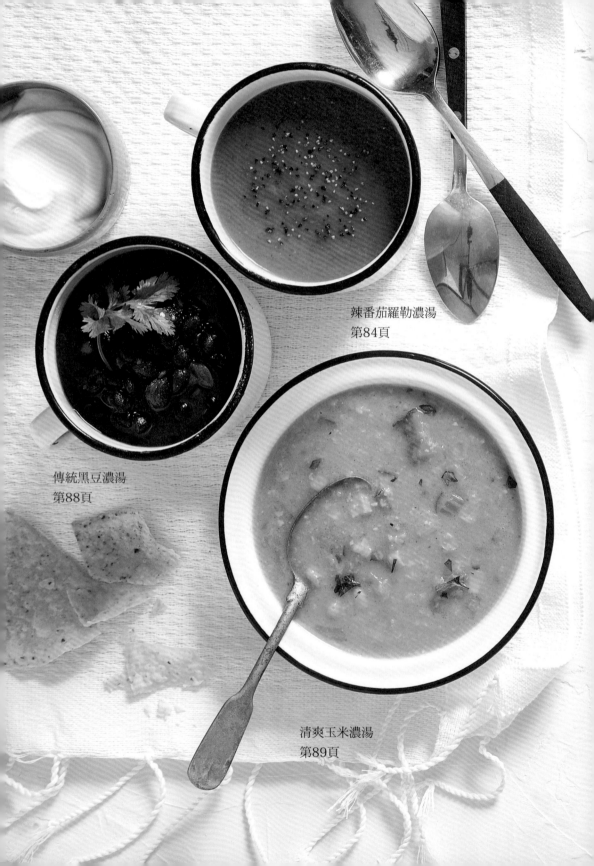

辣番茄羅勒濃湯
第84頁

傳統黑豆濃湯
第88頁

清爽玉米濃湯
第89頁

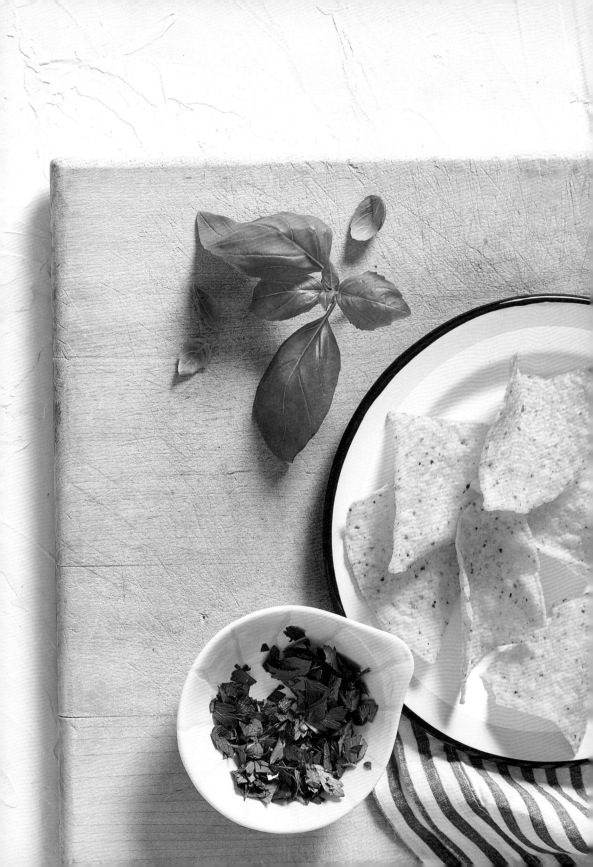

傳統黑豆濃湯

traditional black bean soup

食材

- 4杯自製（請見第228頁）或罐裝（2⅓個425公克罐頭）煮熟黑豆，洗淨瀝乾
- 2杯自製（請見第222頁）或商店購買的雞高湯
- ½顆洋蔥，切丁
- 1大匙孜然粉
- 1茶匙海鹽
- ¼茶匙卡宴辣椒粉
- ¼杯切碎的新鮮芫荽

可製作6人份

這道簡易的黑豆濃湯，滋味會讓你相當意外。它的味道雖然清淡，但溫暖又舒心，不僅是適合主題派對的完美配菜，當作平日週間晚餐也很棒。

作法

1. 除了芫荽，將所有食材放入壓力鍋。

2. 蓋上鍋蓋，確認壓力閥設置為「密封」。螢幕面板再選擇「手動／高壓烹煮」，高壓進行，用＋／－按鈕設置1分鐘。

3. 壓力鍋發出「嗶」聲時代表烹煮完成。將壓力閥從「密封」轉至「排氣」位置，使氣體快速散出。蒸氣散出時很燙，要小心。

4. 放入芫荽後享用。

清爽玉米濃湯

cleaner corn chowder

食材

- ¼杯特級初榨橄欖油
- 4大匙葛根粉
- 1大顆洋蔥，切丁
- 2杯切丁的西洋芹（約4根）
- 2½杯自製（請見第222頁）或商店買的雞高湯
- 2杯切成方塊的蕃薯（中型1至2顆）
- 2½杯冷凍玉米粒
- 2茶匙海鹽
- 1小把黑胡椒
- 3瓣大蒜，切碎
- ¼茶匙乾燥辣椒片
- 1杯自製（請見第225頁）或商店買的杏仁奶

可製作6人份

在這世界上，我最愛的濃湯是「咪咪咖啡館（Mimi's Cafe）」的玉米濃湯。小時候我曾在那裡打工，每天中午都吃玉米濃湯當午餐將近一年。這濃湯是我永遠不會覺得膩的美食之一。結婚後我在網路上找到了食譜，因此這道湯很常在冬天出現在我們家的晚餐。不吃乳製品後我得徹底改變這道傳統食譜，所以我嘗試做了比較清爽的版本。這道玉米濃湯的版本也很美味，絕對合胃口！

作法

1. 以「翻炒」功能預熱壓力鍋。螢幕顯示「加熱」時，鍋裡放入油和葛根粉，攪拌結合。

2. 再放入洋蔥和西洋芹，翻炒約5分鐘直到蔬菜開始變軟。接著放入高湯、蕃薯、玉米、鹽巴、胡椒、大蒜和乾燥辣椒片，攪拌均勻。

3. 螢幕面板先點選「取消」，再選擇「手動／高壓烹煮」，高壓進行，用＋／一按鈕設置8分鐘。

4. 壓力鍋發出「嗶」聲時代表烹煮完成。將壓力閥從「密封」轉至「排氣」位置，使氣體快速散出。蒸氣散出時很燙，要小心。

5. 打開鍋子，拌入杏仁奶，用手動攪拌器攪打直到自己想要的濃度。

6. 放涼再享用。這道湯品放得越涼越好喝，不過加熱品嚐也很棒。

菠菜多多蔬菜湯

spinachloaded veggie soup

食材

- 1¼杯乾燥斑豆
- 1大匙特級初榨橄欖油
- ½杯胡蘿蔔丁（小型2至3根）
- ½杯西洋芹丁（約1條）
- 1顆中型洋蔥，切丁
- 4瓣大蒜，切碎
- 4杯自製（請見第223頁）或商店買的蔬菜高湯
- 1罐有機番茄丁（約425公克）
- 1½茶匙大蒜粉
- 1茶匙乾羅勒
- 1茶匙乾燥奧勒岡
- 1茶匙海鹽
- 1小把黑胡椒
- 4杯嫩菠菜葉

可製作4至6人份

誰會不愛溫暖的蔬菜濃湯呢？斑豆有大量的蛋白質，這套湯品就算沒有配菜也是非常棒的晚餐。如果菠菜用完而手邊有一把甘藍葉的話可以替換，或是同時使用甘藍和菠菜，就會是一道特別健康的湯品！

作法

1. 斑豆泡水靜置1晚，或是在室溫下泡8小時，洗淨後瀝乾。

2. 以「翻炒」功能預熱壓力鍋。螢幕顯示「加熱」時，鍋裡放入橄欖油、胡蘿蔔、西洋芹和洋蔥，翻炒約3分鐘，直到蔬菜開始變軟。

3. 接著放入斑豆、大蒜、蔬菜高湯、番茄、大蒜粉、羅勒、奧勒岡、鹽巴和胡椒。

4. 蓋上鍋蓋，確認壓力閥設置為「密封」。螢幕面板先點選「取消」，再選擇「手動／高壓烹煮」，高壓進行，用＋／－按鈕設置25分鐘。

5. 壓力鍋發出「嗶」聲時代表烹煮完成。將壓力閥從「密封」轉至「排氣」位置，使氣體快速散出。蒸氣散出時很燙，要小心。

6. 打開鍋蓋後拌入菠菜即可享用。

4分鐘香蒜花菜濃湯

4-minute creamy garlic cauliflower soup

食材

- 2大匙特級初榨橄欖油
- 6條火雞肉培根
- 5瓣大蒜
- 1顆中型洋蔥，切丁
- 2½杯自製（請見第222 至223頁）或商店買的 雞肉、蔬菜高湯
- 4杯切碎的花椰菜菜花 （約1整顆）
- ½茶匙乾百里香
- ½茶匙乾迷迭香
- 1片乾月桂葉
- 切碎的青蔥
- 調味用的海鹽

可製作4至6人份

這道清爽且充滿風味的湯品製作工序很快，很適合搭配簡單的雞肉凱薩沙拉（請見第102頁）或無穀大蒜比司吉（請見第187頁）享用。

作法

1. 以「翻炒」功能預熱壓力鍋。螢幕顯示「加熱」時，鍋裡放入油和雞肉培根，香煎到酥脆。取出培根後靜置一旁備用。接著放入大蒜和洋蔥，翻炒約5分鐘到蔬菜變軟變透明。

2. 倒入一些高湯攪拌，將所有肉渣和蔬菜渣刮起來。放入花椰菜碎、百里香、迷迭香，再倒入剩下的高湯與月桂葉。

3. 蓋上鍋蓋，確認壓力閥設置為「密封」。螢幕面板先點選「取消」，再選擇「濃湯」，高壓進行，用＋／－按鈕設置4分鐘。

4. 壓力鍋發出「嗶」聲時代表烹煮完成。將壓力閥從「密封」轉至「排氣」位置，使氣體快速散出。蒸氣散出時很燙，要小心。

5. 打開鍋蓋後取出月桂葉。用手動攪拌器把整鍋湯攪成濃湯，接著放入青蔥和培根塊點綴，用鹽巴調味即可享用。

雞肉捲餅濃湯

chicken tortilla soup

食材

- 2塊冷凍的無骨去皮雞胸肉（約170至227公克）
- 2杯自製（請見第228頁）或罐裝的煮熟黑豆，洗淨瀝乾
- 2杯冷凍玉米粒
- 5瓣大蒜，切碎
- 1大顆洋蔥，切丁
- 1顆紅椒，切丁
- 6盎司的有機番茄糊（約170公克）
- 4杯自製（請見第222至223頁）或商店買的雞肉、蔬菜高湯
- ½杯醃墨西哥辣椒切丁，保留醬汁
- ¼杯塔可醬，最好是自製的（請見第232頁）
- 酪梨丁、玉米薄餅切條、切碎的新鮮芫荽，點綴用

可製作6人份

我第一次把這道雞肉烤餅濃湯食譜放到網路上時，一直有人在問這道食譜的問題。想著讀者的疑問，我設計了這道菜，直到今天，這仍然是我最受歡迎的料理之一。加一些酪梨、酪梨醬、酸奶油、起司……不論你想要加什麼，這道菜絕對都能擄獲你的心。

作法

1. 除了點綴用的食材，將其他食材全都放入壓力鍋中。

2. 蓋上鍋蓋，確認壓力閥設置為「密封」。螢幕面板選擇「手動」功能，高壓進行，用＋／－按鈕設置15分鐘。

3. 壓力鍋發出「嗶」聲時代表烹煮完成。將壓力閥從「密封」轉至「排氣」位置，使氣體快速散出。蒸氣散出時很燙，要小心。

4. 打開鍋蓋後，將雞肉剝絲。把所有剩下煮好的食材拌在一起盛盤。撒上酪梨、玉米薄餅條和芫荽即可享用。

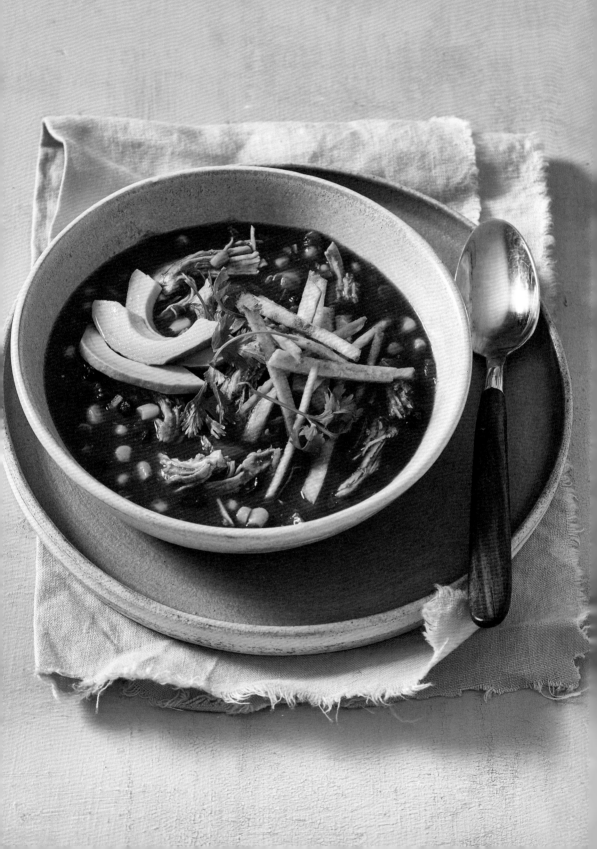

火烤牛肉燉菜

fire-roasted beef stew

食材

- 2磅碎牛肉塊（約907公克）
- 1大顆洋蔥，切丁
- 1罐有機爐烤番茄，切丁（約425公克）
- 1杯自製（請見第222頁）或商店買的牛肉、雞肉高湯
- ¼杯乾洋蔥末
- ¼杯乾巴西里
- 1大匙辣椒粉
- 1茶匙黑胡椒
- 3杯嫩胡蘿蔔
- 3杯切方塊的蕃薯（1至2塊中型）
- 2杯切碎的西洋芹（約4根）
- 2杯切片的白洋菇
- 5瓣大蒜，切碎或薄片
- 1大匙特級初榨橄欖油
- ½大匙印度酥油（可自行選用）
- 2茶匙海鹽，視需要可加量

可製作8人份

如果你問我先生想吃什麼，100次大概有99次他會說牛肉料理。我有很多不同的牛肉燉菜食譜，不過這道一直以來都是他的最愛。

作法

1. 將牛肉、洋蔥、番茄、高湯、洋蔥末、巴西里、辣椒粉和胡椒放入壓力鍋。

2. 蓋上鍋蓋，確認壓力閥設置為「密封」。螢幕面板選擇「手動」功能，高壓進行，用＋／－按鈕設置40分鐘。如果你用的肉是冷凍的（因為通常我用的是冷凍肉），就要另外加20分鐘（螢幕顯示為60分鐘）。

3. 壓力鍋發出「嗶」聲時代表烹煮完成。將壓力閥從「密封」轉至「排氣」位置，使氣體快速散出。蒸氣散出時很燙，要小心。

4. 接著放入胡蘿蔔、蕃薯、西洋芹、洋菇、大蒜、橄欖油、印度酥油（如果有使用）和鹽巴。

5. 再蓋上鍋蓋，確認壓力閥設置為「密封」。螢幕面板選擇「手動」功能，高壓進行，用＋／－按鈕設置10分鐘。

6. 壓力鍋再次發出「嗶」聲時代表烹煮完成。將壓力閥從「密封」轉至「排氣」位置，使氣體快速散出。蒸氣散出時很燙，要小心。

7. 打開鍋蓋，將鍋內食材翻炒一下，視需要加鹽調味即可完成。

超簡單辣豆醬

super-simple chili

食材

- 1½杯乾燥斑豆
- 1磅瘦牛肉絞肉
  （約454公克）
- 1大匙乾洋蔥末
- 1½大匙大蒜粉
- ¼茶匙海鹽
- ⅛茶匙黑胡椒
- 3罐有機番茄醬
  （約425公克）
- 3大匙辣椒粉

可製作6人份

相信我，要做辣豆醬很難會找到比這更少的食材清單或更簡單的做法了，而且這份辣豆醬也很美味。你可以把乾燥的斑豆換成罐裝斑豆然後洗淨瀝乾，只要確保若番茄醬少用1罐，烹煮時間減成10分鐘就可以了。

作法

1. 斑豆泡水靜置1晚，接著洗淨瀝乾。
2. 以「翻炒」功能預熱壓力鍋。螢幕顯示「加熱」時，鍋裡放入牛絞肉，還有洋蔥、大蒜粉、鹽巴和胡椒。煮約10分鐘，直到肉變得焦黃為止。
3. 接著按「取消」按鈕，放入豆子、番茄醬和辣椒粉。**先不要攪拌。**
4. 蓋上鍋蓋，確認壓力閥設置為「密封」。先選擇「取消」按鈕，再選擇「豆子／辣豆醬」功能。如果你使用的壓力鍋沒有此設定，那就選擇「手動／高壓烹煮」，高壓進行，用＋／－按鈕設置30分鐘。
5. 壓力鍋發出「嗶」聲時代表烹煮完成。將壓力閥從「密封」轉至「排氣」位置，使氣體快速散出。蒸氣散出時很燙，要小心。
6. 打開鍋蓋，趁熱享用。

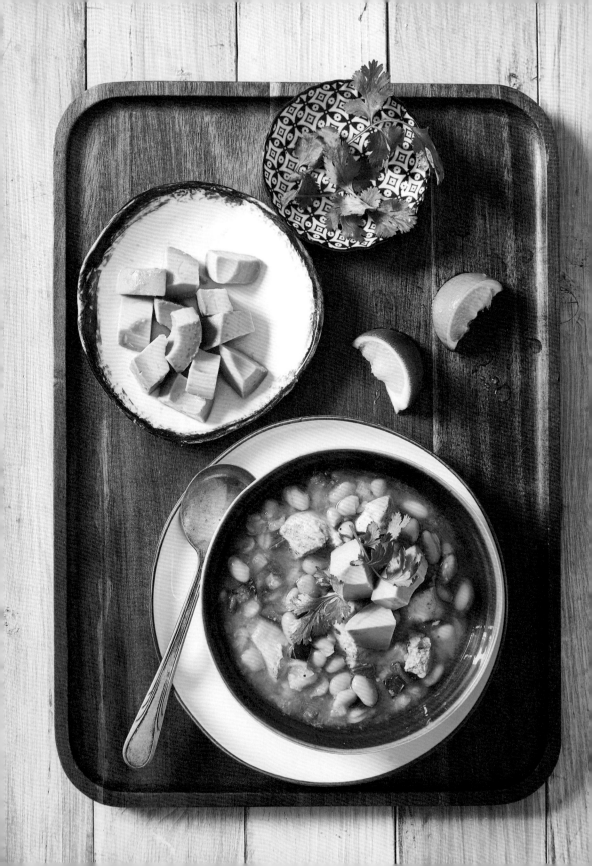

5分鐘波布拉諾雞肉辣豆醬

5-minute poblano chicken chili

食材

- ½大匙特級初榨橄欖油
- 1茶匙孜然粉
- 1茶匙乾洋蔥末
- 1茶匙海鹽
- ½茶匙大蒜粉
- ¼茶匙卡宴辣椒粉
- ¼茶匙黑胡椒
- 1顆中型洋蔥，切丁
- 2根波布拉諾辣椒，除脈、去籽後切丁
- 1根墨西哥辣椒，切丁（如果不想要太辣可以除脈去籽）
- 1片無骨去皮雞胸肉，切方塊（約227公克）
- 2罐大北豆，洗淨瀝乾（約425公克）
- 1½杯自製（請見第222頁）或商店買的雞高湯
- ½杯切碎的新鮮芫荽
- 檸檬或萊姆切半
- 酪梨丁（自行選用）

可製作4至6人份

這道白湯的雞肉辣豆泥有豐富的風味和香料，而且含有大量蛋白質和纖維，吃完可以維持飽足的狀態直到下一餐！

作法

1. 以「翻炒」功能預熱壓力鍋。螢幕顯示「加熱」時，鍋裡放入油、孜然、洋蔥末、鹽巴、大蒜粉、卡宴辣椒、黑胡椒、洋蔥、波布拉諾辣椒、墨西哥辣椒和雞肉。翻炒約5分鐘，直到雞肉開始變白，洋蔥開始變得透明為止。

2. 放入豆子和高湯。

3. 蓋上鍋蓋，確認壓力閥設置為「密封」。螢幕面板選擇「手動／高壓烹煮」，高壓進行，用＋／－按鈕設置5分鐘。

4. 壓力鍋發出「嗶」聲時代表烹煮完成。將壓力閥從「密封」轉至「排氣」位置，使氣體快速散出。蒸氣散出時很燙，要小心。

5. 打開鍋蓋，拌入芫荽。上頭擠些檸檬或萊姆汁後，如果要用酪梨丁可以在這時放上即可。

沙拉與捲餅

SALADS
AND WRAPS

科布沙拉

cobb salad

食材

- 2片炙烤或烘烤好的無骨去皮雞胸肉（約227公克）
- 1顆羅曼生菜，切碎
- 2杯嫩菠菜葉
- ½杯切成細絲的紫萵苣
- 2顆水煮蛋，切丁（請見第189頁）
- 1顆酪梨，切丁
- 1顆羅馬番茄，切丁
- 6片火雞肉培根，煮熟後剁塊
- 自製鄉村醬（製作方法請見下方）

可製作4至6人份

從小我就是綠葉沙拉的愛好者，沙拉佔了我們飲食中的很大部分。因此，讓我的孩子儘早開始吃沙拉很重要，這樣才能讓他們想要吃沙拉。我之所以愛沙拉的另一個原因是：幾乎所有食材都能做成一大碗沙拉！這道菜其實是豐富雞肉培根總匯三明治的沙拉版。

作法

1. 雞肉切成細條狀。
2. 在大碗中放入羅曼生菜、菠菜和萵苣，拌勻。
3. 再放上雞蛋、酪梨和番茄，接著放上雞肉和培根。
4. 淋醬後即可享用。

自製鄉村醬

- ¾杯自製（請見第226頁）或商店買的美乃滋
- ½杯酸奶、希臘優格或椰子優格
- 1大匙水
- 1茶匙乾洋蔥末
- 1茶匙乾燥巴西里
- ½茶匙大蒜粉

可製作2杯

我的金姨讓我們全家都非常喜歡自製鄉村醬。我先生本來是非「Hidden Valley」品牌的醬不吃，但之後我們一起創造了不含MSG、高果糖玉米糖漿和防腐劑的版本。此淋醬絕對讓你讚不絕口，不僅非常適合用在沙拉上，也可以當作蔬菜沾醬，與我的自製烤肉醬（請見第132頁）拌勻也很美味。

1. 把所有材料放入高速攪拌機，攪打到滑順。

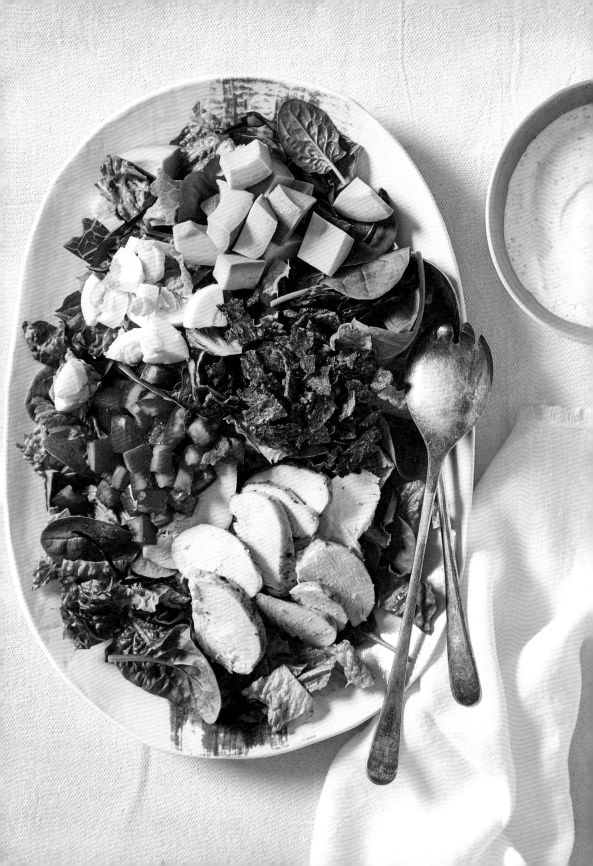

簡單雞肉凱薩沙拉

simple chicken caesar salad

食材

- 1磅無骨去皮雞胸肉（約454公克）
- 1大匙特級初榨橄欖油
- 1茶匙海鹽
- ¼茶匙黑胡椒
- 1顆羅曼生菜，切碎
- 4杯切碎的嫩菠菜葉
- ⅓杯生腰果，磨碎
- 1份簡易凱薩沙拉醬（製作方法請見下方）

可製作4人份

我在設計食譜時最大的靈感之一，就是將身邊重要的人最愛的餐點改成健康版本。我妹妹貝塔霓最愛吃雞肉凱薩沙拉，所以我便為她做出特製版本。即便她沒來我家，我也經常自己做來享用。

作法

1. 烤箱以攝氏約190度預熱。
2. 將雞肉放在一只碗中，淋上橄欖油，撒上鹽巴和胡椒，攪拌一下使雞肉均勻裹上調味料。
3. 把雞肉放在烤盤，放入烤箱，依據其厚度烤35至40分鐘。
4. 從烤箱取出雞肉，靜置10分鐘。接著切成方便入口的大小，放在羅曼生菜和菠菜上，再撒上腰果，淋上沙拉醬即可。

簡易凱薩沙拉醬

- ¼杯自製（請見第226頁）或商店買的美乃滋
- 2大匙酪梨油
- ½茶匙低鹽伍斯特醬
- ¼茶匙有機第戎芥末醬
- 1撮黑胡椒
- 海鹽

可製成½杯

此款沙拉醬沒有加鯷魚，因為有誰家裡會隨時隨地準備鯷魚？因而省略。

1. 把所有材料放入寬口梅森罐裡，用手動攪拌器攪打混合（或者你也可以用果汁機打到滑順），加鹽巴調味即可。

草莓菠菜胡桃沙拉

strawberry, spinach, and pecan salad

食材

- 4杯切碎的嫩菠菜葉
- 2杯切片的新鮮草莓
- ¼杯胡桃，切碎
- ⅓杯酪梨油
- 1大匙純楓糖漿
- 1大匙乾洋蔥末
- ¼茶匙低鹽伍斯特醬
- 2大匙芝麻
- 1茶匙奇亞籽

可製作4人份

我喜歡大份、澎湃的沙拉，但小份可口的沙拉也很棒，特別是這一道有著漂亮色彩和爽口風味的沙拉。這道沙拉很適合女生，新娘的婚前派對、準媽咪派對和各自出菜的餐會上，這都會是很棒的一道餐點。它可以當作配菜，也可以當成主菜享用。

作法

1. 在大碗中放入菠菜、草莓和胡桃，混合拌勻。
2. 把油、楓糖漿、洋蔥、伍斯特醬、芝麻和奇亞籽攪拌均勻，做成醬汁。
3. 淋在沙拉上後即可享用。

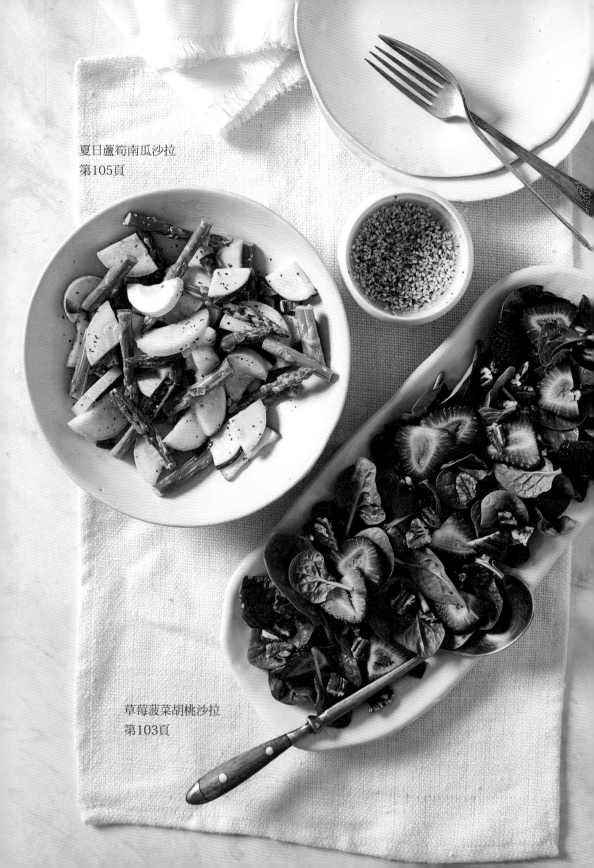

夏日蘆筍南瓜沙拉
第105頁

草莓菠菜胡桃沙拉
第103頁

夏日蘆筍南瓜沙拉

summer asparagus–squash salad

食材

- 1根中型櫛瓜，切成方便入口的大小
- 1根黃南瓜，切成方便入口的大小
- 10支蘆筍，切成方便入口的大小
- 1根墨西哥辣椒，切成方便入口的大小
- 3大匙自製（請見第226頁）或商店買的美乃滋
- ½至1茶匙紅酒醋
- ½茶匙海鹽
- ½茶匙黑胡椒
- ¼茶匙大蒜粉

可製作4人份

準備同樂聚餐的料理讓你困擾嗎？不用再傷神了！這道簡單的輕食沙拉是夏日聚會或任何時節都適用的爽口料理。只要簡單地將食材全都放入即可，而且還可以補充營養的蔬菜，尤其冰的越久，享用時就會越美味！

作法

1. 在壓力鍋中倒入1杯水，再將蔬菜蒸籠放入鍋中。

2. 把櫛瓜、南瓜和蘆筍放入蒸籠內。

3. 蓋上鍋蓋，確認壓力閥設置為「密封」。螢幕面板選擇「蒸煮」、低壓烹煮，用＋／－按鈕設置0分鐘。

4. 壓力鍋發出「嗶」聲時代表烹煮完成。將壓力閥從「密封」轉至「排氣」位置，使氣體快速散出。蒸氣散出時很燙，要小心。

5. 打開鍋蓋時，迅速取出蔬菜（繼續放鍋內會蒸太老），放入冰箱冷藏3小時或1個晚上。

6. 要準備盛盤時，把冰鎮過的蔬菜放入大碗中，再放入墨西哥辣椒、美乃滋和醋（先從½茶匙開始加，要更酸再加至1茶匙）。接著放入鹽巴、胡椒和大蒜粉調味。攪拌均勻，趁冷享用。（可以繼續放進冰箱冷藏，要吃再拿出來即可。）

鮪魚大蕉沙拉

tuna salad with plantains

食材

- 2罐野生鮪魚，瀝乾（約142公克）
- ⅓杯自製（請見第226頁）或商店買的美乃滋
- ⅓杯甜碎漬瓜
- ¼杯切丁的柳橙或黃椒
- 1顆羅曼生菜，菜葉剝下備用
- 1杯紫萵苣絲
- 8盎司大蕉片，壓碎（約227公克）

可製作4至6人份

我先生布萊迪是個不修邊幅的人，也是個實事求是的工程師。我們剛開始約會時，他邀請我到他家吃飯，結果他竟然只做鮪魚沙拉搭配麗滋餅乾而已！不過我就愛那種胡亂湊合出來的美味。後來我們不再吃那些餅乾後，我們還是做出了很可口的鮪魚沙拉，這道菜會讓我回想起當初那一道簡單的晚餐。

作法

1. 鮪魚放入碗中，拌入美乃滋、碎漬瓜和黃椒。
2. 每一片蘿蔓生菜葉都挖上一匙健康的鮪魚沙拉，再撒上萵苣絲和大蕉片末即可享用。

甜鹹清爽雞肉沙拉

sweet and savory lightened-up chicken salad

食材

- 2片無骨去皮雞胸肉（約227公克）
- 海鹽
- 黑胡椒
- ¾杯自製（請見第226頁）或商店買的美乃滋
- 1杯切丁的西洋芹（約2根）
- 1杯紅葡萄，切半再切半
- ½杯胡桃，切碎
- 2茶匙乾蒔蘿草
- 1顆奶油萵苣，葉片剝下備用（自行選用）

可製作4人份

蒔蘿為這道沙拉增添了清爽的風味，讓我愛不釋口。這道料理更成為我家廚房的常見餐點，我希望你們也會喜歡。

作法

1. 以鹽巴和胡椒稍微調味雞肉。
2. 在壓力鍋中倒入1杯水，將三腳架放入鍋內，上面再放上雞胸肉。
3. 蓋上鍋蓋，確認壓力閥設置為「密封」。螢幕面板上按下「肉類」按鈕，高壓烹煮，用＋／－按鈕設置6分鐘。（若你家的壓力鍋沒有這個設定，可以選擇「手動／高壓烹煮」功能，高壓烹煮約6分鐘。）
4. 壓力鍋發出「嗶」聲時代表烹煮完成。自然釋出壓力，直到螢幕顯示「低：15」，這樣可以讓雞肉維持嫩度。接著將壓力閥從「密封」轉至「排氣」位置。蒸氣散出時很燙，要小心。
5. 取出雞肉，放入大碗中，用叉子剝成絲。
6. 放入美乃滋、西洋芹、葡萄、胡桃、蒔蘿，還有¼至½茶匙的鹽巴，攪拌均勻。可以直接盛盤享用，或用生菜葉包起來吃亦可。

亞洲風味雞肉萵苣捲餅

asian chicken lettuce wraps

食材

- 2片無骨去皮雞胸肉
  （約227公克）
- 海鹽
- 1茶匙大蒜粉
- 2大匙特級初榨橄欖油
- ¼杯切碎的新鮮芫荽
- ¼杯酪梨油
- 1瓣大蒜，切成細末
- 1½大匙龍舌蘭蜜
- 1顆奶油萵苣或比布生
  菜，葉片剝下備用
- ½杯刨絲的胡蘿蔔（約
  2根中型）
- ½杯切好的小黃瓜絲
- ½杯刨成絲的紫萵苣
- 1杯豆芽
- ⅓杯生腰果磨碎

可製作4人份

我最愛的餐廳就是Cheesecake Factory，他們有一些專門為特殊飲食習慣者提供的瘦身餐點，而我最喜歡的一道就是亞洲風味雞肉萵苣捲。這道捲餅算是開胃菜，但它也能當作主菜來吃。我們不再吃外食後，我便致力想重新做出那些我愛的餐廳餐點，以便自己在家也能享用。這些捲餅不僅充滿風味，而且相當美味。尤其我建議用食物調理機來磨碎生腰果。

作法

1. 以中火預熱長柄煎鍋，同時一邊在雞胸肉上撒上1茶匙鹽巴和大蒜粉調味。

2. 煎鍋內放入橄欖油後，再放進雞肉。轉中小火後煎煮約5分鐘，直到雞肉變白、變得緊實為止。

3. 食物調理機內放入芫荽、酪梨油、大蒜、龍舌蘭蜜和一撮鹽巴，攪打至滑順（或者也可以用手動攪拌棒），此沙拉醬靜置一旁備用。

4. 將雞肉翻面，煎煮約8分鐘或更久，直至另一面也熟成。

5. 關火後待雞肉冷卻，溢出肉汁後，再切成薄片。

6. 把胡蘿蔔、小黃瓜、萵苣、豆芽和腰果分別放在不同碗內，好方便組合。

7. 雞肉片淋上芫荽沙拉醬，隨興搭配萵苣葉和其他配料組合放入捲餅中享用。

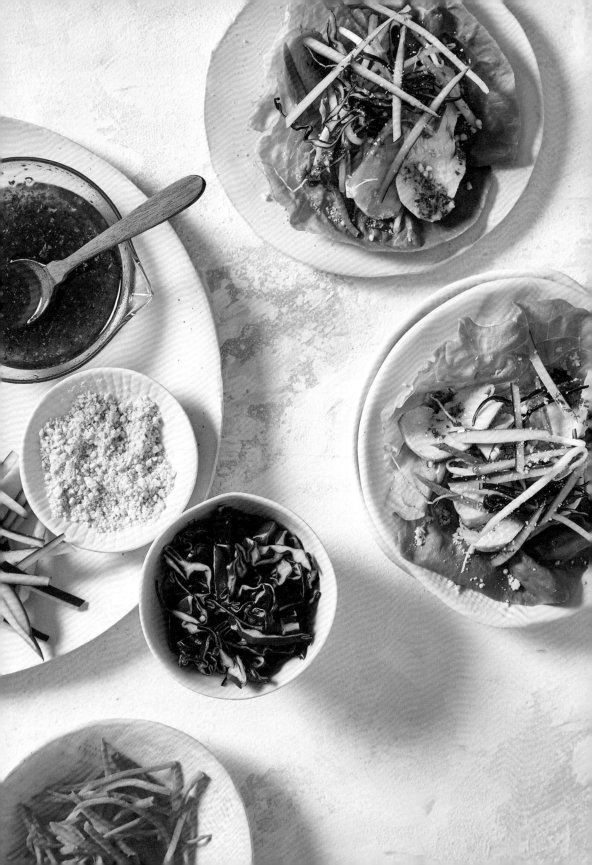

雞蛋沙拉萵苣捲餅

egg salad lettuce wraps

食材

- 8顆雞蛋
- 2大匙有機芥末醬
- 3大匙自製（請見第226頁）或商店買的美乃滋
- ½杯切丁的醃黃瓜
- ½茶匙蘋果醋
- ¼茶匙乾洋蔥末
- ¼茶匙海鹽
- ⅛茶匙黑胡椒
- ¼茶匙紅椒粉
- 1顆奶油生菜或蘿蔓葉，葉片剝下備用
- 1杯綠花椰菜絲
- 1顆中型熟成番茄，切丁

可製作4人份

我兒子熱愛水煮蛋，他隨便一次都可以吃上5顆，所以任何快煮法對我來說都很有用。如果你不想要自己剝煮好的蛋，這裡提供另一種以壓力鍋烹煮水煮蛋的方法。直接將雞蛋打在烤盤裡，放入壓力鍋，蓋上錫箔紙後烹煮就可以。神奇吧！你可以就這樣做出蒸雞蛋餅，只要切碎即可，完全不用剝殼。

作法

1. 壓力鍋中放入1杯水，把三腳架或蒸籠放入鍋內，再放進雞蛋。

2. 蓋上鍋蓋，確認壓力閥設置為「密封」。螢幕面板選擇「手動／高壓烹煮」按鈕，高壓烹煮，用＋／－按鈕設置5分鐘。

3. 壓力鍋發出「嗶」聲時代表烹煮完成。自然釋出壓力，直到螢幕顯示「低：15」，接著將壓力閥從「密封」轉至「排氣」位置。蒸氣散出時很燙，要小心。不可以讓蒸氣自然散出超過5分鐘，否則雞蛋就會過熟。

4. 打開鍋蓋，立刻將雞蛋放入冰水，終止加熱過程。

5. 剝殼，將雞蛋切碎。

6. 雞蛋倒入碗中，拌入芥末醬、美乃滋、醃黃瓜、醋、洋蔥、鹽巴、胡椒和紅椒粉。

7. 每片生菜葉上抹上雞蛋沙拉，放上綠花椰菜絲和番茄丁，包起來後享用！

蜂蜜芥末火雞肉培根捲餅

honey mustard–turkey bacon wrap

食材

- 8盎司煮熟的火雞雞胸肉，
  切成薄片（約227公克）
- 1顆奶油生菜或沙拉生菜
- 6片火雞肉培根，煎香脆後
  切碎丁
- 2顆羅馬番茄，切丁
- ½顆酪梨，切丁
- ½杯切碎的新鮮巴西里
- ½杯青蔥絲
- 蜂蜜芥末淋醬（製作方法
  請見下方）

可製作4人份

在家我們都吃無麩食物，所以我們不做三明
治，而是包餡捲餅。你將會驚訝這些生菜捲竟
然能包上如此豐富的餡料和醃菜！

作法

1. 在生菜葉中放入一或兩片火雞肉，堆上火
   雞肉培根、番茄和酪梨捲起來，撒上巴西
   里和青蔥，最後淋上沙拉醬即可享用。

蜂蜜芥末淋醬

- ½杯自製（請見第226頁）或商店買的美乃滋
- 1大匙有機黃芥末醬
- 1大匙低鹽伍斯特醬
- ½茶匙有機生蜂蜜

可製作1人份

小時候全家去餐廳吃飯時，我父親每次點配菜
沙拉都會選蜂蜜芥末醬。我還記得自己總愛從
他的餐盤裡挑麵包丁沾醬來吃。這裡提供此道
美味醬料的健康版本，就算用我做的火雞塊（
請見第149頁）沾來吃也是滋味絕妙！

1. 在寬口梅森罐內放入所有材料，用手動攪拌
   棒攪打直到完全結合為止（或放入食物調理
   機內打勻）。這份淋醬放入冷藏可保存10至
   14天。

快速簡便一鍋料理

QUICK AND EASY
ONE-BOWL MEALS

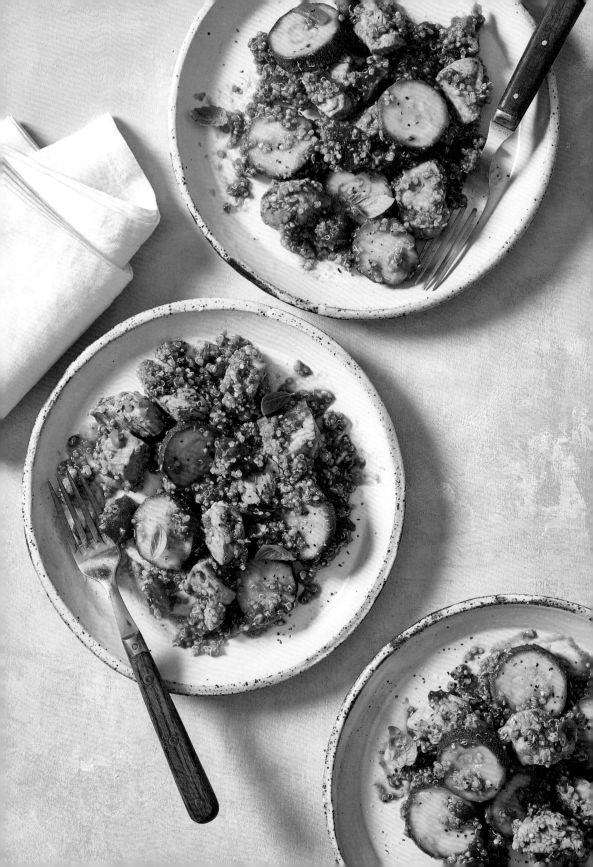

櫛瓜羅勒醬煲

zucchine basilico bowl

食材

- 2大匙特級初榨橄欖油
- 1顆中型紫洋蔥，切丁
- 2瓣大蒜，切細末
- 1½磅無骨去皮雞胸肉，切成方便入口大小（約680公克）
- 1茶匙海鹽
- ½茶匙黑胡椒
- 1杯藜麥，洗淨瀝乾
- 2罐有機番茄丁（約411公克）
- 1茶匙乾燥辣椒片
- ½杯新鮮羅勒，切細末，或是1大匙乾燥義大利香料
- ½大匙大蒜粉
- 1片乾月桂葉
- 2磅或3根小型櫛瓜，切成1cm薄片（約907公克）

可製作6人份

這份餐點從道地義大利料理獲得靈感，是我們家最愛的菜色之一。新鮮的羅勒讓這道菜芳香四溢！

作法

1. 以「翻炒」功能預熱壓力鍋。當螢幕面板出現「加熱」時，倒入橄欖油和洋蔥，翻炒約5分鐘至洋蔥開始變軟。

2. 放入大蒜、雞肉、1茶匙鹽巴和½茶匙胡椒。讓雞肉一面煎上5分鐘後翻面，另外煎3分鐘。

3. 倒入藜麥、番茄、乾燥辣椒片、羅勒、大蒜粉、月桂葉和櫛瓜。**不要攪拌。**

4. 蓋上鍋蓋，確認壓力閥設置為「密封」。螢幕面板選擇「手動／高壓烹煮」，用＋／一按鈕設置1分鐘。

5. 壓力鍋發出「嗶」聲時代表烹煮完成。自然釋出壓力，直到螢幕顯示「低：25」，將壓力閥從「密封」轉至「排氣」位置。蒸氣散出時很燙，要小心。

6. 打開壓力鍋，取出月桂葉後，拌勻再盛盤。

輕食爽口地中海風味藜麥沙拉

light and fresh mediterranean bowl

食材

- ½杯藜麥，洗淨瀝乾
- 1杯自製（請見第222頁）或商店買的雞高湯，或者是水
- ¼茶匙大蒜粉
- ¼茶匙乾洋蔥末
- ¼茶匙海鹽
- ½杯切好的紅椒丁
- ¼杯去籽卡拉瑪塔橄欖，切丁
- 1大匙切碎的新鮮巴西里
- 3大匙切末青蔥
- ¼杯新鮮檸檬汁
- 1茶匙巴薩米克醋
- 1大匙橄欖油

可製作2人份

搭配適當的蔬菜、香草和香料，這道清爽的地中海風味料理不僅美味又健康。再者，利用壓力鍋烹煮藜麥會比在爐火上煮更快，不需20分鐘即可完成。

作法

1. 把藜麥倒入壓力鍋中，放入高湯、大蒜粉、洋蔥和鹽巴。

2. 蓋上鍋蓋，確認壓力閥設置為「密封」。螢幕面板選擇「手動／高壓烹煮」，用＋／—按鈕設置1分鐘。

3. 壓力鍋發出「嗶」聲時代表烹煮完成。自然釋出壓力，直到螢幕顯示「低：10」，將壓力閥從「密封」轉至「排氣」位置。蒸氣散出時很燙，要小心。

4. 把煮好的藜麥放入碗中，用叉子撥鬆。（轉移時會終止烹煮的過程，避免藜麥糊掉。）放入甜椒、橄欖、巴西里、青蔥、檸檬汁、醋和橄欖油。拌勻後盛盤享用。

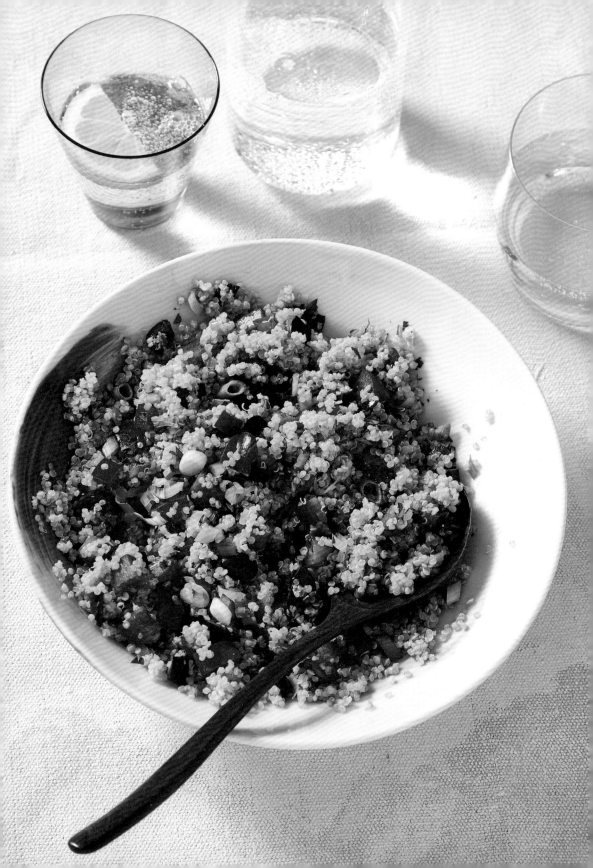

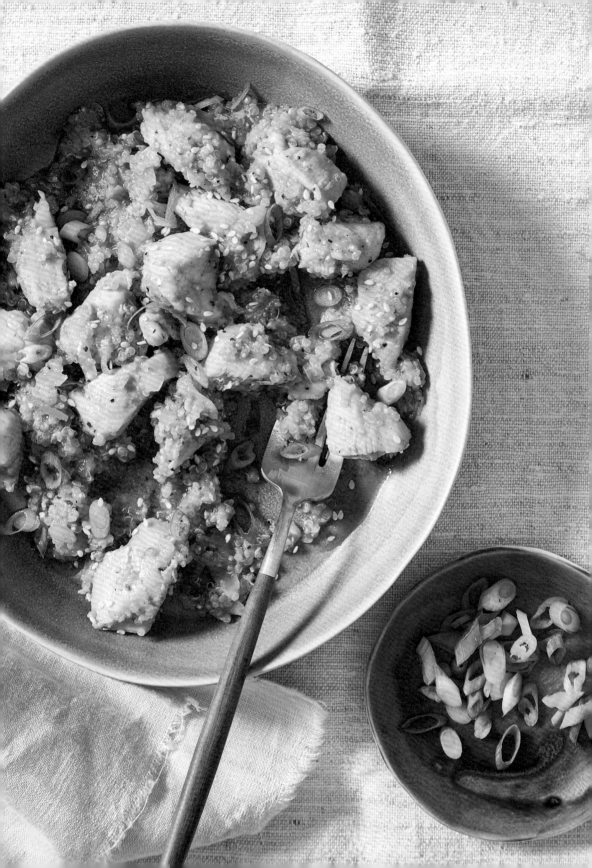

比外賣更美味的橙汁雞塊藜麥沙拉

better than takeout orange chicken bowl

食材

- 2大匙酪梨油
- 1磅無骨去皮雞胸肉，切成方便入口大小（約454公克）
- 1小顆洋蔥，切丁
- 1茶匙海鹽
- ½茶匙黑胡椒
- ¼茶匙乾燥辣椒片
- ½杯藜麥，洗淨瀝乾
- ½杯自製（請見第222頁）或商店買的雞高湯
- 橙汁薑味淋醬（製作方法請見下一頁）
- ¼杯切末青蔥（自行選用）
- 1大匙芝麻（自行選用）

可製作4人份

不要再叫外賣了！這道橙汁雞塊可以讓你不會想再叫外賣，愛上這道風味更佳且健康的餐點！

作法

1. 以「翻炒」功能預熱壓力鍋。當螢幕面板出現「加熱」時，倒入油、雞肉、洋蔥、鹽巴、黑胡椒和乾燥辣椒片。
2. 讓雞肉一面煎5分鐘後翻面，另外再煎3分鐘。
3. 放入藜麥和高湯，均勻攪拌。
4. 蓋上鍋蓋，確認壓力閥設置為「密封」。螢幕面板選擇「手動／高壓烹煮」，用＋／－按鈕設置1分鐘。
5. 壓力鍋發出「嗶」聲時代表烹煮完成。自然釋出壓力，直到螢幕顯示「低：6」，將壓力閥從「密封」轉至「排氣」位置。蒸氣散出時很燙，要小心。
6. 再倒入½杯的淋醬。攪拌均勻，趁熱盛盤，要食用青蔥和芝麻的人可以此時撒上。

淋醬作法請見下一頁

橙汁薑味淋醬

- 2瓣大蒜，切細末
- ¼杯有機生蜂蜜
- 1茶匙現磨橙皮
- ¼杯新鮮橙汁
- 3大匙椰子氨基
- 2大匙米醋
- 2大匙葛根粉
- ½茶匙現磨薑末
- ¼茶匙黑胡椒

可製作1杯

這個淋醬酸酸甜甜，淋在新鮮中式雞肉沙拉上也很美味。

1. 在高速食物調理機中放入所有材料，攪打滑順即可。

蛋捲包藜麥沙拉

egg roll bowl

食材

- 1大匙麻油
- 1片無骨去皮雞胸肉，切成約6cm的薄片（約227公克）
- 1顆中型洋蔥，切丁
- ½茶匙海鹽
- ¼茶匙乾燥辣椒片
- ½茶匙黑胡椒
- ⅛茶匙現磨薑末
- 2瓣大蒜，切細末
- ½杯藜麥，洗淨瀝乾
- 1杯罐頭椰奶
- 1杯胡蘿蔔絲（約中型3根）
- 2杯紫萵苣絲
- 1大匙椰子氨基
- 1大匙米醋
- 1大匙有機生蜂蜜

可製作4人份

這是將中式美國經典菜色變成一份沙拉的料理！這另類的版本不僅同樣美味，還使用了新鮮的全食食材，沒有經過油炸。不妨跟外賣料理比比看！

作法

1. 以「翻炒」功能預熱壓力鍋。當螢幕面板出現「加熱」時，倒入麻油、雞肉、洋蔥、鹽巴、乾燥辣椒片、黑胡椒、薑末和大蒜。

2. 讓雞肉一面煎5分鐘後翻面，另外再煎3分鐘。

3. 放入藜麥、椰奶、胡蘿蔔、紫萵苣、椰子氨基、醋和蜂蜜，均勻攪拌。

4. 蓋上鍋蓋，確認壓力閥設置為「密封」。螢幕面板選擇「手動／高壓烹煮」，用＋／－按鈕設置1分鐘。

5. 壓力鍋發出「嗶」聲時代表烹煮完成。自然釋出壓力，直到螢幕顯示「低：6」，將壓力閥從「密封」轉至「排氣」位置。蒸氣散出時很燙，要小心。

6. 打開壓力鍋，盛盤享用。

纖食雞餡派

skinny chicken pot pie

食材

- 1大匙特級初榨橄欖油
- 2片無骨去皮雞胸肉，切成方便入口大小（約227公克）
- 1顆中型紫洋蔥，切丁
- ½茶匙海鹽，可以多加一點調味
- ¼茶匙黑胡椒
- 1杯自製（請見第222頁）或商店買的雞高湯
- ½杯藜麥，洗淨瀝乾
- ¼杯全脂椰奶
- ¼杯椰子氨基
- 3大匙有機生蜂蜜
- 1大匙乾巴西里
- 1茶匙大蒜粉
- ½茶匙薑黃粉
- 3杯冷凍綜合蔬菜（甜豆、玉米、胡蘿蔔、四季豆）

可製作6人份

嚐完這道雞餡派，你就會說：「我不吃派皮了！」

作法

1. 以「翻炒」功能預熱壓力鍋。當螢幕面板出現「加熱」時，倒入油、雞肉、洋蔥、鹽巴，還有⅛茶匙的胡椒。讓雞肉一面煎5分鐘後翻面，另外再煎3分鐘。或者煎到雞肉兩面變得焦黃，洋蔥變透明。

2. 放入高湯、藜麥、椰奶、椰子氨基、蜂蜜、巴西里、大蒜粉、薑黃粉、剩下的⅛茶匙胡椒和綜合蔬菜。**不可攪拌**。

3. 蓋上鍋蓋，確認壓力閥設置為「密封」。螢幕面板選擇「手動／高壓烹煮」，用＋／－按鈕設置1分鐘。

4. 壓力鍋發出「嗶」聲時代表烹煮完成。自然釋出壓力，直到螢幕顯示「低：10」，將壓力閥從「密封」轉至「排氣」位置。蒸氣散出時很燙，要小心。

5. 打開壓力鍋調味，如果不夠可以另外放鹽調整味道，即可盛盤享用。

Note

這也是一道非常好的「雜燴料理！」只要把清單上的食材全都丟入鍋中，選擇「手動」功能，高壓烹煮10分鐘，再讓鍋子自然散氣10分鐘就完成囉！

墨西哥烤蔬菜法士達沙拉

vegan fajita bowl

食材

- 2根紅甜椒或青椒，去籽後切成細絲
- 1大顆洋蔥，切薄片
- 1根墨西哥辣椒，切薄片（如果不想要太辣就去籽）
- 海鹽，調味用
- 1顆蘿蔓生菜，切塊
- 2杯切碎的嫩菠菜
- 1杯芫荽萊姆飯（請見第193頁）
- 2杯自製（請見第228頁）或罐裝的熟黑豆，洗淨瀝乾
- 2顆羅馬番茄，切丁
- 1顆酪梨，切丁
- 1杯自己喜歡的無糖莎莎醬

可製作4至6人份

誰說做墨西哥烤肉法士達一定要用肉？這道沙拉料理一吃就知道這是墨西哥蔬菜法士達，不僅做法簡單，還非常美味！內含翻炒過的甜椒和洋蔥、新鮮菠菜、萵苣等蔬菜，這道餐點滿足了我家人對墨西哥料理的渴望。

作法

1. 以「翻炒」功能預熱壓力鍋。當螢幕面板出現「加熱」時，倒入甜椒、洋蔥、墨西哥辣椒和鹽巴。翻炒12至20分鐘，或直到甜椒開始焦軟為止。

2. 在不同碗中堆疊食材。底部放一層萵苣和菠菜，接著放上米飯、黑豆、番茄和酪梨。再放上甜椒拌料，頂端放莎莎醬即可享用。

主菜

MAINS

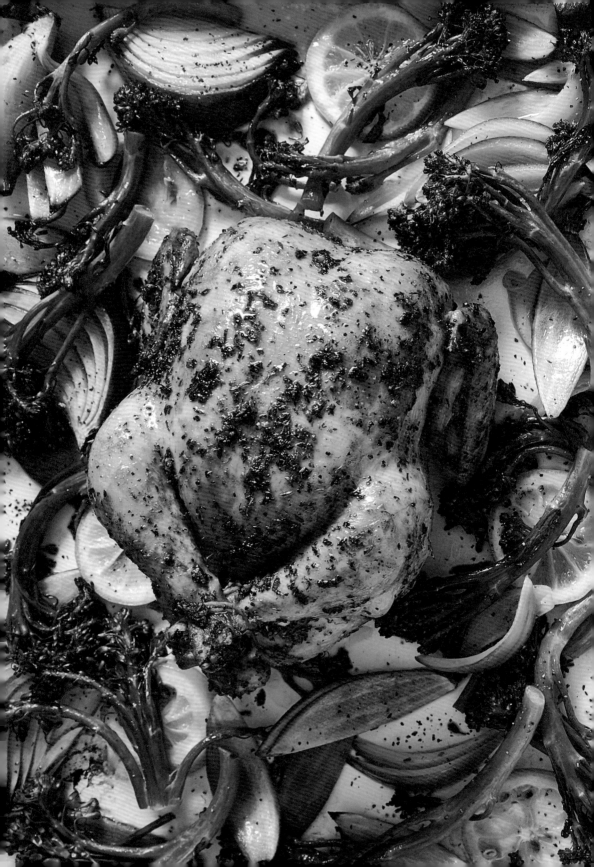

脫胎換骨香料雞

marinated fall-off-the-bone herb chicken

食材

可製作6人份

要用壓力鍋做一道味道完美的烤雞，訣竅就是要事先醃製。醃料需要多一點規劃，但最後一定能苦盡甘來。如果你用的雞超過1360公克至1814公克重，那就每多454公克多煮6分鐘。

- 1隻雞（約1360公克至1814公克）
- 海鹽，調味用
- 2茶匙乾奧勒岡
- 2茶匙乾巴西里
- 2茶匙乾羅勒
- 1茶匙乾百里香
- 1茶匙乾鼠尾草
- 1茶匙黑胡椒
- 4瓣大蒜，切細末
- ½杯特級初榨橄欖油
- ½杯水

作法

1. 把雞放在中型或大型碗裡。用鹽巴塗抹雞身，徹頭徹尾、由裡到外均勻抹上。

2. 在雞身上撒上奧勒岡、巴西里、羅勒、百里香、鼠尾草、胡椒和大蒜。淋上一點橄欖油，確保整隻雞均勻裹上了醃料。用保鮮膜包好，放入冰箱冷藏4至8小時。

3. 壓力鍋中放½杯水，將三腳架放入鍋內，把雞輕輕放在上面，倒掉碗內的任何汁液。

4. 蓋上鍋蓋，確認壓力閥設置為「密封」。螢幕面板選擇「手動／高壓烹煮」，用＋／一按鈕設置24分鐘。超過1814公克重的雞，每多454公克就增加6分鐘烹煮時間，例如2268公克重的雞就設置30分鐘。

步驟作法請繼續見下一頁

5. 壓力鍋發出「嗶」聲時代表烹煮完成。自然釋出壓力，直到螢幕顯示「低：10」，將壓力閥從「密封」轉至「排氣」位置。蒸氣散出時很燙，要小心。

6. 打開壓力鍋，用肉類溫度計測量雞肉內部的溫度，應該要有攝氏約75度。

7. 要讓雞皮酥脆，整隻雞呈現金黃色澤，就把整隻雞放在烤肉架下，用高溫炙烤10分鐘或直到雞肉變得焦黃為止。

托斯卡奶油雞肉佐日曬番茄乾

creamy tuscan chicken with sun-dried tomatoes

食材

- 2片無骨去皮雞胸肉，切成薄片（約227公克）
- 海鹽
- 黑胡椒
- 2大匙特級初榨橄欖油
- 1顆中型紫洋蔥，切細絲
- 1杯切碎的嫩菠菜葉
- ¼杯罐頭全脂椰奶或椰子奶油霜
- 1茶匙大蒜粉
- 1茶匙乾羅勒
- ½茶匙乾奧勒岡
- ¼茶匙乾百里香
- ½杯磨好的帕瑪森起司
- ½杯日曬番茄乾

可製作4至6人份

我很喜歡這道菜中日曬番茄乾與奶油醬的結合（利用椰奶來減少乳製品攝取）。盛盤時放在菠菜沙拉，或是無麩或無穀義大利麵上，就是一道美味均衡的餐點。

作法

1. 用鹽巴和胡椒稍微塗抹雞肉調味。

2. 以「翻炒」功能預熱壓力鍋。當螢幕面板出現「加熱」時，倒入油、雞肉、洋蔥。持續翻炒約5分鐘，待雞肉變色，洋蔥變透明。

3. 放入菠菜、椰奶、大蒜粉、羅勒、奧勒岡、百里香、起司和番茄。**不可攪拌**。

4. 蓋上鍋蓋，點選「取消」後選擇「手動／高壓烹煮」，用＋／－按鈕設置2分鐘。

5. 壓力鍋發出「嗶」聲時代表烹煮完成。自然釋出壓力，直到螢幕顯示「低：20」，將壓力閥從「密封」轉至「排氣」位置。蒸氣散出時很燙，要小心。

6. 打開壓力鍋，把所有食材拌勻後，點選「取消」接著再次設定「翻炒」，約2至3分鐘讓醬汁變濃稠後，再按「取消」。趁熱享用。

鹹香火烤雞肉小漢堡

savory barbecued chicken sliders

食材

- 1顆中型紫洋蔥，切細絲
- 2片無骨去皮雞胸肉（約227公克）
- 海鹽
- 黑胡椒
- 1杯自製烤肉醬（製作方法請見下一頁）
- 8個無穀大蒜比司吉（請見第187頁）

可製作4至6人份

用夏威夷麵包作成的小漢堡，過去一直是我家球賽日的主食。但這類漢堡通常都是加工品，含有很多糖，所以絕對不值得一試。我想出這道菜的做法，反倒讓全家人都很喜歡。用烤肉醬烤過的可口雞肉夾在我做的大蒜比司吉裡，你會邊吃邊喊「得分！」若要吃低醣的作法，可以將雞肉放在葉菜沙拉裡，淋上自製鄉村醬（請見第100頁）。

作法

1. 壓力鍋內底部鋪上一層洋蔥絲，這樣可以預防雞肉沾黏。
2. 用鹽巴和胡椒稍微醃漬雞肉後，將雞肉放在洋蔥絲上。
3. 淋上½杯的烤肉醬。
4. 蓋上鍋蓋，確保氣閥位於「密封」。選擇「手動」功能，高壓進行，用＋／－按鈕設置25分鐘。
5. 壓力鍋發出「嗶」聲時代表烹煮完成。自然釋出壓力，直到螢幕顯示「低：13」，將壓力閥從「密封」轉至「排氣」位置。蒸氣散出時很燙，要小心。
6. 打開鍋蓋。將雞肉取出剝絲，再淋上剩下的½杯烤肉醬後，拌勻讓所有雞肉裹上醬料，夾在切半的比司吉內享用。

烤肉醬作法請見下一頁

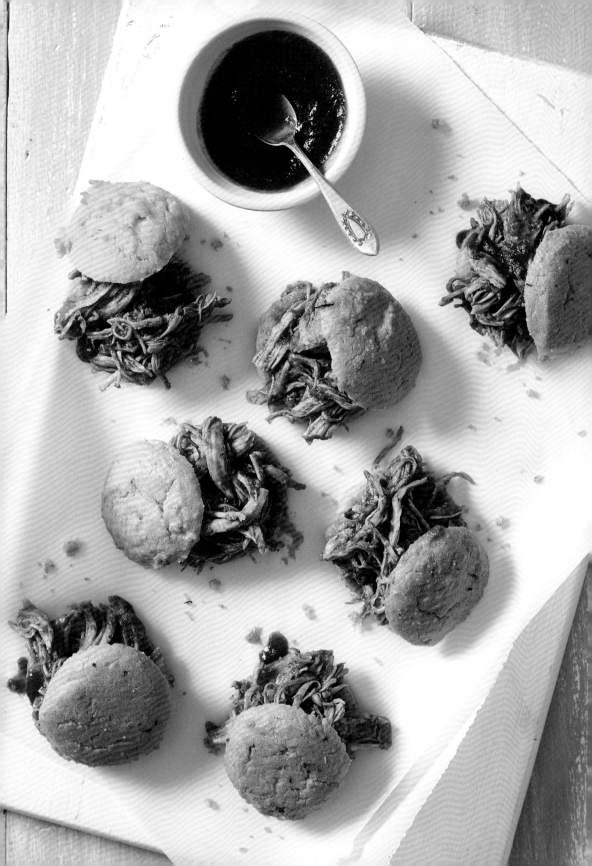

自製烤肉醬

- 1罐有機番茄醬（約425公克）
- ¼杯有機生蜂蜜
- ⅓杯紅酒醋
- 2大匙有機番茄糊
- 1大匙低鹽伍斯特醬
- 2茶匙煙燻油
- 1茶匙海鹽
- 1茶匙乾洋蔥末
- ½茶匙辣椒粉

可製作2杯

我越來越會看食品上的成份表之後，我發現商店裡大部分的烤肉醬都含有重度加工過的糖，即所謂的高果糖玉米糖漿或玉米糖漿。這兩者皆會引發脂肪肝，應該要從家中驅逐出去。這道自製醬料是另一種作法，可以讓你安心餵食孩子。（這可以放入冰箱冷藏最多2個星期，冷凍則可保存最多6個月。）

1. 在平底深鍋中放入所有食材，以中火加熱。待快要煮沸時，將火轉小，燉煮約20分鐘或直到醬汁收乾成想要的稠度即可。

燉牛肉塔可餅

shredded beef tacos

食材

- 2磅無骨牛腩肉或牛肉條（約907公克）
- 3茶匙孜然粉
- 2茶匙辣椒粉
- 2茶匙乾洋蔥末
- 1茶匙海鹽
- 1茶匙黑胡椒
- ½茶匙卡宴辣椒粉
- 2大匙特級初榨橄欖油
- 1顆中型洋蔥，切細絲
- 1個紅甜椒，除掉蒂頭、去籽後切細絲
- 4瓣大蒜，切薄片
- 6片6吋的有機玉米薄餅
- 1大匙酪梨油

可製作6人份

壓力鍋在燉煮牛肉上有神奇的力量，它不僅能包覆鮮味，還能讓肉輕易分離。這道燉牛肉完成時非常的嫩，風味絕佳，你肯定不需要莎莎醬（這可是莎莎醬狂熱者的意見！）這些塔可餅絕對是任何「塔可星期二」（註：美國飲食文化）的絕配良方。

作法

1. 以孜然粉、辣椒粉、洋蔥、鹽巴、黑胡椒和卡宴辣椒粉醃漬牛肉。

2. 以「翻炒」功能預熱壓力鍋。當螢幕面板出現「加熱」時，倒入油和醃好的牛肉。翻炒約5分鐘，讓所有的肉都均勻上色。

3. 放入洋蔥、甜椒和大蒜，繼續再翻炒1至2分鐘。

4. 蓋上鍋蓋，確保氣閥位於「密封」。螢幕面板選擇「肉類／燉菜」功能，高壓進行，用＋／－按鈕設置35分鐘。

5. 長柄煎鍋內放酪梨油，略微煎熱玉米薄餅，保溫備用。

6. 壓力鍋發出「嗶」聲時代表烹煮完成。將壓力閥從「密封」轉至「排氣」位置，使蒸氣快速散出。蒸氣散出時很燙，要小心。

7. 打開鍋蓋，用溫熱的玉米餅包裹牛肉食用，每個人還可以包進自己喜愛的食材來吃。

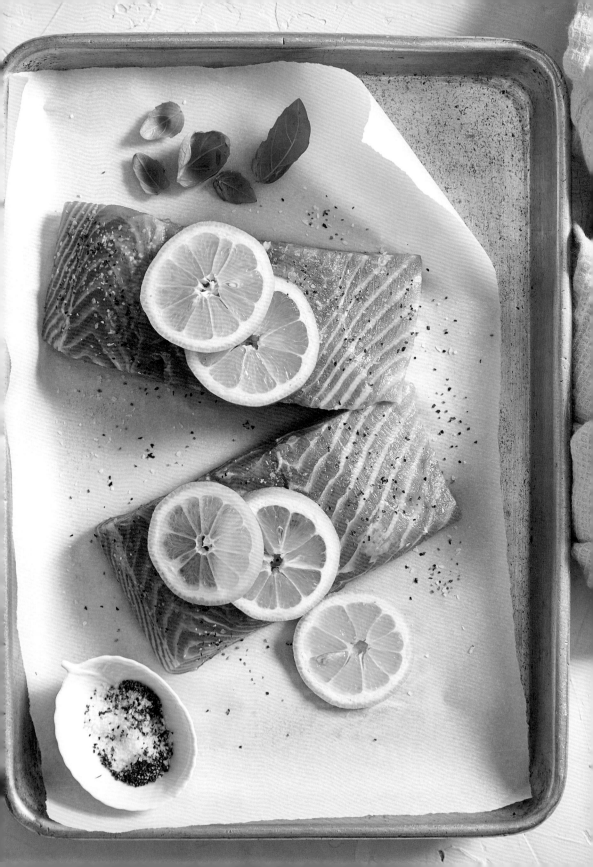

檸檬羅勒鮭魚

lemon basil salmon

食材

- ¼至½杯新鮮羅勒
- 2片野釣鮭魚（約227公克）
- ½茶匙海鹽
- ¼茶匙黑胡椒
- ½顆檸檬，切薄片

可製作4人份

我承認，我不是非常喜歡吃魚，但我知道魚對身體很好，魚肉有健康的omega-3！不過意外的是我非常喜歡這道鮭魚；魚肉的味道非常溫和，檸檬和羅勒的搭配也非常好。所以，就算你每次都對魚肉料理敬而遠之，也請試著嚐嚐看這一道吧，或許你會感到驚喜。搭配蒸過的冷凍蔬菜（請見第172頁）或沙拉，就是健康美味的一餐。

作法

1. 壓力鍋內放入½杯水和羅勒，再放上三腳架。鮭魚魚皮朝下放在架子上，稍微灑點鹽巴和胡椒後，頂部放檸檬片。
2. 蓋上鍋蓋，確保氣閥位於「密封」。螢幕面板選擇「蒸煮」功能，高壓進行，用＋／－按鈕設置3分鐘。
3. 壓力鍋發出「嗶」聲時代表烹煮完成。將壓力閥從「密封」轉至「排氣」位置，使蒸氣快速散出。蒸氣散出時很燙，要小心。
4. 打開鍋蓋，取出鮭魚，切開盛盤。

經典爐烤牛肉

classic pot roast

食材

- 1塊無骨牛臀肉（約1814公克）
- 1大匙黑胡椒
- 1大匙特級初榨橄欖油
- 1杯自製（請見第222至223頁）或商店買的牛肉、雞肉或蔬菜高湯
- 1大顆洋蔥，切細絲
- 4瓣大蒜，壓成泥
- 2杯切丁的西洋芹（約4根）
- 2杯迷你胡蘿蔔
- 2杯切塊地瓜（中型1至2顆）
- 2茶匙海鹽
- 2茶匙大蒜鹽
- 鹽巴
- 1大匙有機番茄糊

可製作6至8人份

傳統燉牛肉完成時應該要很嫩很香，而且必須放在烤箱內慢烤數小時。有了壓力鍋，就算肉品是冷凍的，烹煮時間也只需1小時，仍然做得出嫩香可口的牛肉料理。

作法

1. 以「翻炒」功能預熱壓力鍋，以胡椒搓揉牛肉。當螢幕面板出現「加熱」時倒入油，將整塊牛肉全面煎到上色，每面約5分鐘。

2. 倒入高湯，攪拌直到鍋底的肉屑也看不見時，再倒入洋蔥與大蒜。

3. 蓋上鍋蓋，確保氣閥位於「密封」。螢幕面板選擇「取消」後，再選擇「手動／高壓烹煮」功能，高壓進行，用＋／－按鈕設置60分鐘。

4. 壓力鍋發出「嗶」聲時代表烹煮完成。將壓力閥從「密封」轉至「排氣」位置，使蒸氣快速散出。蒸氣散出時很燙，要小心。

5. 快速動作，打開鍋蓋，放入西洋芹、胡蘿蔔和地瓜。

6. 蓋回鍋蓋，確保氣閥位於「密封」。螢幕面板選擇「取消」後再選擇「手動／高壓烹煮」功能，高壓進行，用＋／－按鈕設置5分鐘。

7. 壓力鍋發出「嗶」聲時代表烹煮完成。將壓力閥從「密封」轉至「排氣」位置，使蒸氣快速散出。蒸氣散出時很燙，要小心。

8. 打開壓力鍋，取出蔬菜和牛肉。放在盤子上，撒些鹽巴調味。讓烤肉靜置約15分鐘後再切。

9. 螢幕面板按下「取消」按鍵，再選擇「翻炒」功能。鍋內的湯汁將會煮沸。

10. 放入番茄糊、剩下的海鹽和大蒜鹽，讓醬汁烹煮約10分鐘，稍微收乾為止。

11. 切開牛肉，在肉和蔬菜上淋上醬汁後盛盤享用。

經典肉餅
classic meatloaf

食材

肉餅

- 1磅草飼瘦牛絞肉或火雞絞肉（約454公克）
- 1杯無麩麵包粉
- ½杯蘋果丁
- ½杯洋蔥末
- ½杯自製（請見第227頁）或商店買的番茄醬（不含高果糖玉米糖漿）
- 1顆雞蛋
- 1大匙有機第戎芥末醬
- 3茶匙乾巴西里
- 1茶匙乾百里香
- ½茶匙大蒜粉
- ½茶匙海鹽
- ¼茶匙黑胡椒

醬汁

- ¼杯自製（請見第227頁）或商店買的番茄醬（不含高果糖玉米糖漿）
- ½大匙椰子氨基
- ⅛茶匙黑胡椒
- 1½茶匙辣椒粉
- 1撮奇波雷辣椒粉

可製作4至6人份

這道料理很經典，但吃起來可一點都不無趣。不僅非常多汁，味道還很豐厚。如果你不喜歡鹹甜鹹甜的滋味也不用擔心，你根本不會注意到食材裡有蘋果。搭配綠葉沙拉或烤蔬菜，就是全家人會喜愛的一頓豐富餐點。

作法

1. 用烹飪噴油灑在可以放入壓力鍋的小型烤盤或吐司烤模。

2. 把肉餅的食材放在碗中混合拌勻後，塑形成肉餅，放入準備好的烤盤中。

3. 拿個小碗，攪勻醬汁材料後，均勻倒在肉餅上，接著以錫箔紙包覆烤盤。

4. 馬鈴薯的部分，將高湯倒入壓力鍋鍋底，把馬鈴薯放入壓力鍋後，再放上三腳架，接著把肉餅烤盤放在架上。

5. 蓋上鍋蓋，確保氣閥位於「密封」。螢幕面板選擇「手動／高壓烹煮」功能，高壓進行，用＋／—按鈕設置35分鐘。

6. 壓力鍋發出「嗶」聲時代表烹煮完成。將壓力閥從「密封」轉至「排氣」位置，使蒸氣快速散出。蒸氣散出時很燙，要小心。

7. 打開鍋蓋，取出肉餅放在盤子裡，靜置5分鐘。

馬鈴薯泥

- ½杯自製（請見第222頁）或商店買的雞高湯
- 4顆紅皮馬鈴薯，切成四等分
- ½茶匙海鹽
- 1大匙印度酥油

8. 把烤盤放在烤架下烘烤數分鐘，讓盤裡的醬汁收乾。

9. 從壓力鍋中取出馬鈴薯，放在大碗中。加鹽巴和印度酥油，接著用手動攪拌棒，攪打至滑順為止。

10. 肉餅切片，淋上多的醬汁，搭配馬鈴薯泥享用。

牧羊人派

shepherd's pie

食材

- 1大顆花椰菜,去蒂頭後切成大塊花株
- ½茶匙大蒜粉
- 2茶匙蒜泥
- 2½茶匙海鹽
- 1大匙橄欖油
- 1顆中型洋蔥,切丁
- 1根中型胡蘿蔔,刨絲
- 1根中型櫛瓜,刨絲
- 1茶匙辣椒粉
- 1大匙低鹽伍斯特醬
- 1至1.5磅的火雞絞肉(約454公克至680公克)
- ¾杯莫札瑞拉起司(自行選用)

可製作8人份

這份牧羊人派與傳統的做法稍微不同。頂層使用的是花椰菜而非馬鈴薯,因此含醣量較低;它還結合了瘦蛋白質和大量的蔬菜,而非羊肉,除此之外也保留了原來版本的舒暖溫潤。冷天的夜晚裡,這是一道非常棒且飽足的餐點。

作法

1. 在壓力鍋中倒入1杯水。放入三腳架,再把花椰菜放在架子上。

2. 螢幕面板選擇「手動／高壓烹煮」,選擇高壓功能,用＋／－按鈕設置3分鐘。

3. 壓力鍋發出「嗶」聲時代表烹煮完成。將壓力閥從「密封」轉至「排氣」位置,使蒸氣快速散出。蒸氣散出時很燙,要小心。

4. 打開鍋蓋,取出花椰菜,瀝乾,接著放在碗中。放入大蒜粉和1茶匙鹽巴,用手動攪拌棒攪打到滑順,製作成「馬鈴薯泥」。

5. 烤箱以攝氏約180度預熱。

步驟作法請繼續見下一頁

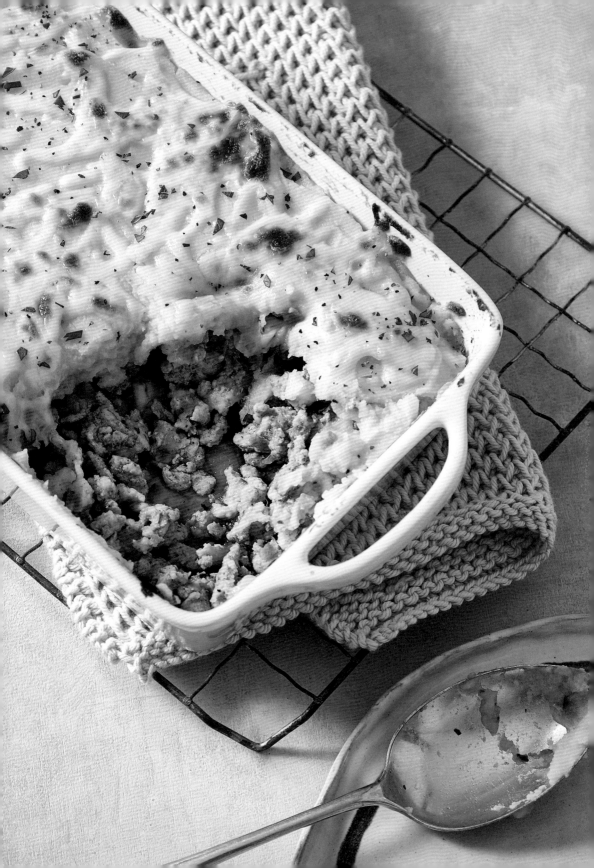

6. 在大型煎鍋裡放入油，以中火加熱，再放入洋蔥和剩下2茶匙的蒜泥。翻炒約5分鐘，直到洋蔥變軟變透明。放入胡蘿蔔、櫛瓜、剩下½茶匙鹽巴、辣椒粉和伍斯特醬。翻炒數分鐘後，加進火雞絞肉。

7. 翻炒火雞絞肉，將其弄散並與蔬菜拌勻，約10分鐘直到所有水分蒸發。如果火雞肉煮熟後水分未完全蒸發，就用漏勺把火雞肉瀝乾後，移到適合爐烤的8×8.5吋玻璃烤盤中。

8. 頂層疊上花椰菜泥，如果有要用莫札瑞拉起司此時可以撒上。烤25至30分鐘，或直到完全加熱。

9. 把烤盤移至烤肉架上，繼續烤數分鐘讓起司開始起泡，表面呈現焦黃。

經典墨式烤吐司

classic tostadas

食材

- 1杯乾斑豆
- ¾杯水
- ¼杯洋蔥末
- ½杯切碎的新鮮芫荽
- 1茶匙海鹽
- ½茶匙卡宴辣椒粉
- 6至12片6吋的有機玉米薄餅
- 1顆蘿蔓生菜，切塊
- ¼顆紫萵苣，刨絲
- 2顆熟成中型番茄，切丁
- 自己喜歡的莎莎醬

可製作4至6人份

這烤吐司是我最愛的餐點。我喜歡在吐司加上我最愛的El Pato品牌辣椒醬，重點來了：如果你事先準備好豆子，這一整道菜只需要10分鐘就能做完。事先煮好豆子，或是使用罐裝豆子，把所有蔬菜切成塊，每個人就能自己組合出喜歡的墨式烤吐司！

作法

1. 在碗中放入斑豆，加水覆蓋豆子，泡水靜置8小時或隔1晚。

2. 洗淨瀝乾豆子。將豆子放入壓力鍋，倒入¾杯水覆蓋，放進洋蔥、芫荽、鹽巴和卡宴辣椒粉。

3. 蓋上鍋蓋，確保氣閥位於「密封」。螢幕面板選擇「手動／高壓烹煮」功能，高壓進行，用＋／－按鈕設置12分鐘。

4. 壓力鍋發出「嗶」聲時代表烹煮完成。讓蒸氣自然散出約35至40分鐘。將壓力閥從「密封」轉至「排氣」位置。蒸氣散出時很燙，要小心。

5. 打開壓力鍋，用手動攪拌棒攪打豆子，或用馬鈴薯壓泥器，手動壓碎豆子。

6. 烤箱以攝氏約200度預熱。用椰子油噴霧噴灑烤盤，分開放上玉米薄餅，不要重疊，每面烤2分鐘或直到薄餅變得金黃。

7. 把豆泥抹在薄餅上，再堆上蘿蔓生菜、萵苣和番茄，淋上莎莎醬即可享用。

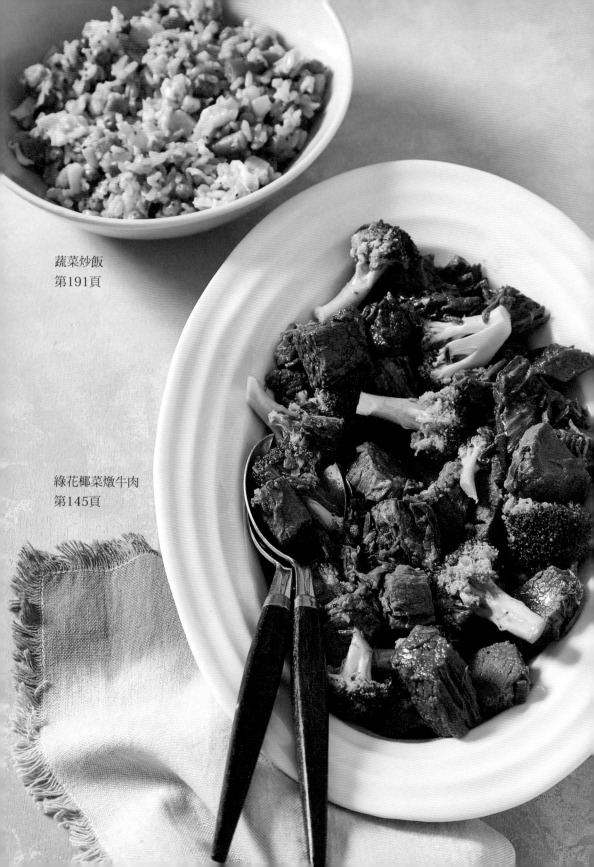

蔬菜炒飯
第191頁

綠花椰菜燉牛肉
第145頁

綠花椰菜燉牛肉

beef and broccoli

食材

可製作4至6人份

- 1大匙特級初榨橄欖油
- 2磅無骨燉煮用牛肉，切成方塊（約907公克）
- 1顆中型洋蔥，切細絲
- 1大匙大蒜粉
- 2茶匙海鹽
- ½茶匙黑胡椒
- ⅓杯椰子氨基
- 1茶匙現磨薑泥
- 1大匙龍舌蘭蜜
- 1大匙葛根粉
- 2磅綠花椰菜花株（907公克）

我很愛吃中餐外賣，不過大部分中式餐廳都會在菜餚中使用味精和調味料。用壓力鍋做這道經典菜餚再簡單也不過，你也不需擔心是否有添加任何有害食材！與蔬菜炒飯（請見第191頁）一起吃，就是完美的組合。

作法

1. 以「翻炒」功能預熱壓力鍋。當螢幕面板出現「加熱」時，倒入油、牛肉、洋蔥、大蒜粉、鹽巴和胡椒。翻炒約5分鐘，讓所有的肉都均勻上色。

2. 蓋上鍋蓋，確保氣閥位於「密封」。螢幕面板先選擇「取消」，再選擇「肉類／燉菜」功能，高壓進行，用＋／－按鈕設置35分鐘。如果你的壓力鍋沒有「肉類／燉菜」功能，那就選擇「手動／高壓烹煮」功能。

3. 在碗中拌勻椰子氨基、薑泥和龍舌蘭蜜。

4. 壓力鍋發出「嗶」聲時代表烹煮完成。讓蒸氣自然散出，直到螢幕面板顯示「低：15」。將壓力閥從「密封」轉至「排氣」位置。蒸氣散出時很燙，要小心。

5. 打開壓力鍋，按下「取消」功能後選擇「翻炒」，拌入葛根粉、椰子氨基與花椰菜。翻炒數分鐘，直至醬汁收乾，花椰菜變軟為止。

6. 取出牛肉和蔬菜，盛盤享用。

纖食墨式肉捲

skinny enchiladas

食材

醬汁

- 1罐有機番茄醬汁（約425公克）
- 1大匙辣椒粉
- 1茶匙孜然粉
- ½茶匙大蒜粉
- ¼茶匙乾奧勒岡
- ¼茶匙海鹽
- 1撮肉桂粉

- 4片6吋有機玉米薄餅
- 1磅牛絞肉，烹煮後以¼杯塔可醬（請見第232頁）調味（約454公克）
- 2杯自製（請見第228頁）或罐裝煮熟黑豆，洗淨瀝乾
- 1大顆酪梨，切片
- 1顆羅馬番茄，切丁
- 1½杯磨好的切達起司（自行選用）

Note

你也可以將此醬汁放入烤箱，以攝氏約180度烘烤30分鐘。

可製作6人份

這道全家都喜愛的墨西哥肉捲美味到會讓人尖叫，製作過程也充滿趣味。我們已經有很多年夏天沒有使用冷氣，因為我丈夫和我深受可以讓空氣流通的老舊房子吸引，所以我發想出這道壓力鍋食譜，這樣一來食物沸騰時也不需要打開烤箱，即香氣四溢。

作法

1. 在中型碗裡把所有醬汁食材攪拌均勻。

2. 使用可以放入壓力鍋的6杯烤盤，將材料一一堆疊其上。先塗抹一層薄薄的墨西哥肉捲醬，再放上薄餅、少許牛肉、少許黑豆、酪梨片，如果有用起司此時可以放上。重複這程序三次，最後用酪梨片作點綴，再以錫箔紙覆蓋。

3. 壓力鍋中放1杯水。把三腳架放上後，再放上擺好肉捲的烤盤。

4. 蓋上鍋蓋，確保氣閥位於「密封」功能。螢幕面板選擇「手動／高壓烹煮」，高壓烹煮後用＋／－按鈕設定10分鐘。

5. 壓力鍋發出「嗶」聲時代表烹煮完成。將壓力閥從「密封」轉至「排氣」位置，讓蒸氣快速散出。蒸氣散出時很燙，要小心。

6. 掀開錫箔紙。起司會熔化。如果你想要頂端更酥脆些，那就將烤盤放在烤架下烘烤數分鐘。接著再以番茄丁和剩下的酪梨片點綴，盛盤享用。

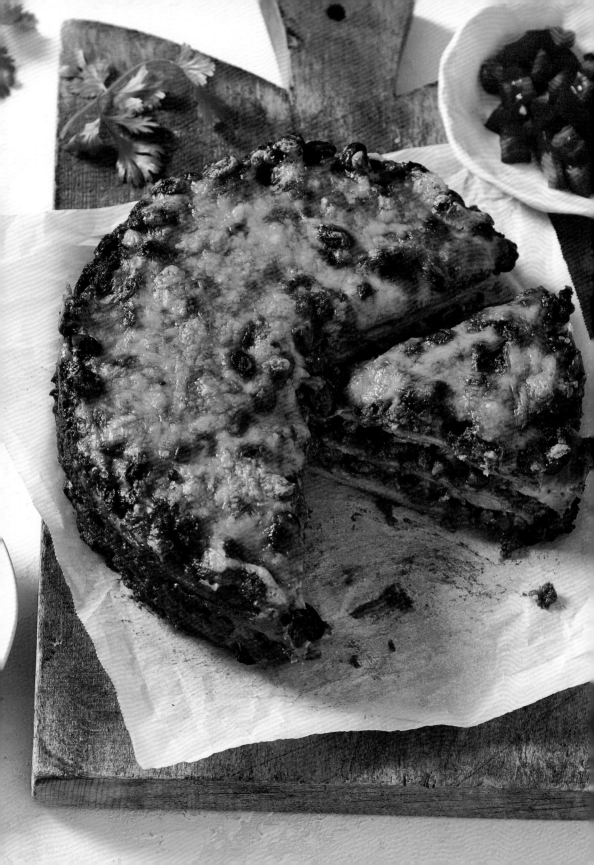

辣味填椒

spicy stuffed peppers

食材

- 1根墨西哥辣椒，切丁（如果不想要太辣可以去籽）
- 1顆中型洋蔥，切丁
- 1磅自己選用的絞肉（約454公克）
- ¼杯自製（請見第232頁）或商店買的塔可醬
- 1把卡宴辣椒粉
- 8盎司的莎莎醬或自行選擇的辣椒醬（約227公克）
- ½杯煮熟的米或藜麥
- 4根甜椒，任何顏色都行，去蒂頭、去籽

可製作4至6人份

以絞肉填塞甜椒，放進壓力鍋煮到恰好完美。用小盤來盛裝的話是很豐盛的料理，並且可提供完美的排毒療方：好的油脂、纖維和蛋白質。這道菜肯定會讓所有人感到滿意。

作法

1. 以「翻炒」功能預熱壓力鍋。當螢幕面板出現「加熱」時，倒入墨西哥辣椒和洋蔥，乾炒約5分鐘至洋蔥變軟、變透明。接著放入牛肉，翻炒到上色，約七分熟為止，接著倒入塔可醬和卡宴辣椒粉。

2. 點選螢幕面板上的「取消」按鈕，瀝乾任何的油脂，把炒好的牛絞肉移到碗中。

3. 壓力鍋中放入烤紙，倒入1杯水，接著放入三腳架。

4. 碗中倒入莎莎醬和米飯，與牛絞肉拌勻。以此肉餡塞進甜椒，每一個都仔細密封。把甜椒分別放在三腳架上。

5. 蓋上鍋蓋，確保氣閥位於「密封」功能。螢幕面板選擇「手動／高壓烹煮」，高壓烹煮後用＋／一按鈕設定12分鐘。

6. 壓力鍋發出「嗶」聲時代表烹煮完成。讓蒸氣自然散出，直到螢幕面板顯示「低：10」，將壓力閥從「密封」轉至「排氣」位置。蒸氣散出時很燙，要小心。

7. 打開壓力鍋，取出甜椒，盛盤享用。

火雞塊與香酥魚條

turkey nuggets and fish sticks

食材

- ¼杯酪梨油
- ¼杯椰子粉
- 1½大匙葛根粉
- ½茶匙海鹽
- ¼茶匙乾芥末
- ¼茶匙黑胡椒
- 1顆雞蛋
- ½大匙自製（請見第225頁）或商店買的杏仁奶
- 1磅火雞絞肉或鮭魚排，去皮後將魚肉切成細條（約454公克）

可製作4人份

可以用蜂蜜芥末淋醬（請見第111頁）、自製烤肉醬（請見第132頁）或自製鄉村醬（請見第100頁）來搭配這道魚雞雙拼。

作法

1. 以中火預熱長柄煎鍋後，倒入油。
2. 同時，在一個碗中倒入椰子粉、葛根粉、鹽巴、芥末和胡椒，混合均勻。
3. 另一個碗內把雞蛋打散，與杏仁奶混合在一起。
4. 抓一小坨火雞絞肉，塑形成「雞塊狀」的肉餅，分別將火雞塊和鮭魚條兩面裹上蛋液，再裹上混合好的麵粉。
5. 把一堆火雞塊放入煎鍋裡，以中火／中文火煎炒，一面變焦黃、酥脆後翻面，每面煎2至3分鐘。把煎好的雞塊放在鋪好紙巾的盤子裡保溫，一邊以同樣方法烹煮鮭魚條。
6. 火雞塊與魚條都要趁熱享用。

披薩、義大利麵
與漢堡

PIZZAS, PASTAS,
AND BURGERS

甘藍雞肉腸白醬披薩

kale and chicken-sausage alfredo pizza

食材

- 1大匙特級初榨橄欖油
- 2根雞肉腸，切薄片
- 1杯切碎的甘藍菜
- 1大匙巴薩米克醋
- ¼杯五料無乳低脂義大利白醬（請見第159頁）
- 1份無穀披薩皮（請見第220頁），放在烘焙紙上

可製作2至3人份

這道不含乳品的無穀披薩將讓你大開眼界。它不僅美味出眾，還不需用上含有起司或傳統的披薩麵團，那些東西只會讓你越吃越胖！這道可口的義大利美食一定會讓講究飲食健康的美食評論家反轉思維。

作法

1. 烤箱以攝氏約220度預熱。

2. 以中火預熱長柄煎鍋後，放入油和雞肉腸。翻炒約5分鐘，直到肉腸片稍微變焦黃，接著再放入甘藍和醋。持續翻炒5至10分鐘，直到甘藍菜變軟。

3. 在披薩麵皮上抹上低脂義大利白醬，上頭再放上雞肉腸甘藍炒料。

4. 趁披薩還貼合在烘焙紙上時，把披薩轉移到烤盤或披薩石板，入烤箱烤約11分鐘，或直到餅皮邊緣開始呈現金黃色為止。

Note

用預熱好的披薩石板烘烤，餅皮邊會比較棒。

烤肉醬烤雞肉披薩

barbecued chicken pizza

食材

- 1片無骨去皮雞胸肉，切成方便入口大小（約227公克）
- ½茶匙海鹽
- ¼茶匙黑胡椒
- 1大匙特級初榨橄欖油
- ¼顆中型紫洋蔥，切細絲
- ¼杯自製烤肉醬（請見第132頁）
- 1份無穀披薩皮（請見第220頁），放在烘焙紙上
- 1½大匙磨好的生腰果

可製作2至3人份

我妹妹在德州北部一間非常出名的披薩餐廳工作，那間店裡我們最愛的披薩口味之一就是烤肉醬雞肉披薩。這一道食譜便是發想自那無數次我與妹妹的午餐約會，但這道料理可是百分之百不含穀類、不含乳品喔！

作法

1. 烤箱以攝氏約220度預熱。
2. 雞肉用鹽巴與胡椒調味。
3. 以中火預熱長柄煎鍋後，放入油、雞肉和洋蔥。翻炒直到雞肉稍微變焦黃，洋蔥開始糖化為止。
4. 在披薩麵皮上抹上醬料，再放上雞肉、洋蔥炒料，撒上生腰果。
5. 趁披薩還貼合在烘焙紙上時，把披薩滑到烤盤或披薩石板，入烤箱烤約11分鐘，或直到餅皮邊緣開始呈現金黃色為止。

Note

用預熱好的披薩石板烘烤，餅皮邊會比較棒。

地中海風蔬菜披薩

mediterranean vegetable pizza

食材

- ½杯切碎菠菜
- ¼顆中型紫洋蔥，切細絲
- ¼杯切丁的黃甜椒
- ¼杯白色鈕扣蘑菇
- ½大匙切丁去籽的卡拉馬塔橄欖
- ¼杯有機番茄醬汁
- 1份無穀披薩皮（請見第220頁），放在烘焙紙上
- 1茶匙大蒜粉
- ½茶匙海鹽
- ½大匙磨好的生腰果

可製作2至3人份

披薩是讓孩子一次吃下很多蔬菜的好用料理，我喜歡在披薩之夜裡設置「披薩自助吧」。比起一份大披薩，我會把麵團切成五份，依照個人喜好自由組裝披薩口味。每個人都能選擇自己想要的蔬菜。不知道為什麼，孩子們自己做披薩時，反而會吃下比平常多十倍的蔬菜。每個人的披薩可以調整烘烤時間，9分鐘就好。

作法

1. 烤箱以攝氏約220度預熱。
2. 以中火預熱長柄煎鍋後，放入菠菜、洋蔥、甜椒、蘑菇和橄欖。翻炒約5分鐘，直到蔬菜開始變軟。
3. 在披薩麵皮上抹上番茄醬汁，撒上大蒜粉和鹽巴，再放上綜合蔬菜炒料，撒上生腰果。
4. 趁披薩還貼合在烘焙紙上時，把披薩滑到烤盤或披薩石板，入烤箱烤約11分鐘，或直到餅皮邊緣開始呈現金黃色為止。

Note

用預熱好的披薩石板烘烤，餅皮邊會比較棒。

羅勒青醬佐日曬番茄櫛瓜麵

zoodles with basil pesto and sun-dried tomatoes

食材

- ⅓杯特級初榨橄欖油
- 1杯新鮮羅勒
- ¼杯松子
- 1瓣大蒜
- 2條中型櫛瓜
- ¼杯切碎的橄欖油泡日曬番茄乾
- 2大匙磨好的腰果
- ¼茶匙海鹽
- 1撮黑胡椒

可製作4至6人份

偶爾準備一些完全不需要烹煮的餐點也很好。這道美味的餐點吃起來清爽，顏色也很繽紛，光是準備的工序就讓我心情愉快，吃的時候更愉悅！不過你需要準備螺旋切菜機才能製作，這是這本書中我最愛的一道，簡單就是健康的成功之道。

作法

1. 在高速調理機中放入油、羅勒、松子和大蒜，攪打直到滑順，做成醬料。
2. 用螺旋切菜機處理櫛瓜，我喜歡細薄的麵，所以我用的是0.2cm寬的刀片。
3. 櫛瓜麵拌入做好的青醬，再放上日曬番茄乾和腰果。最後再以鹽巴和胡椒調味。

Note

這道菜可以添加健康的油脂。磨好的腰果吃起來宛如帕瑪森起司，香軟滑嫩又帶點鹹味。我一開始是想做腰果起司抹醬，這也讓我後來想到可以用磨好的腰果來做帕瑪森起司替代品。

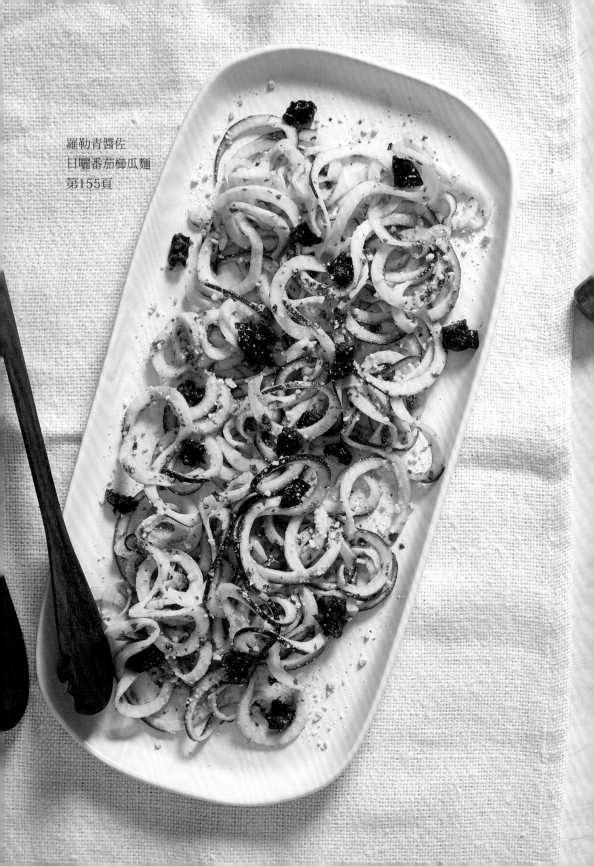

羅勒青醬佐
日曬番茄櫛瓜麵
第155頁

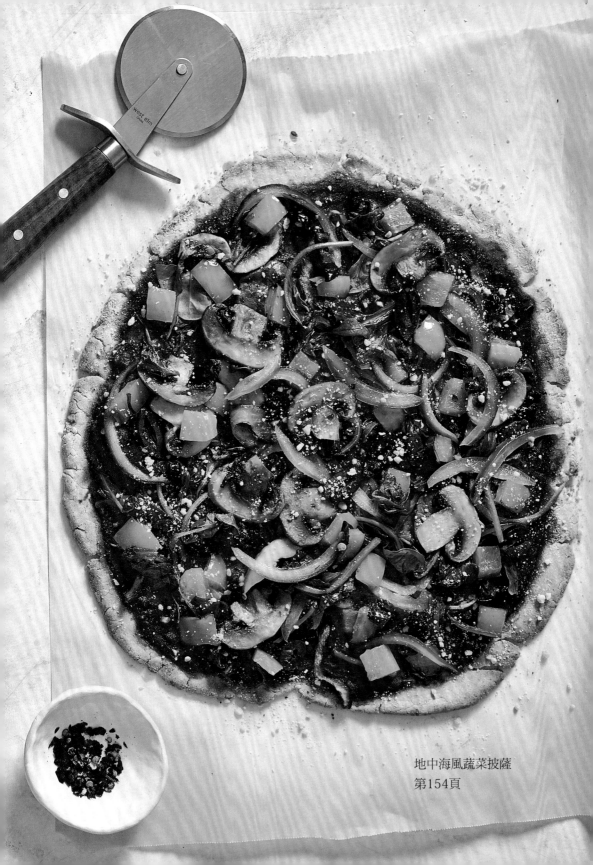

地中海風蔬菜披薩
第154頁

無乳低脂白醬金絲南瓜麵

spaghetti squash with dairy-free alfredo sauce

食材

- 1顆中型、可以放入壓力鍋內的金絲南瓜
- 五料無乳低脂義大利白醬（製作方法請見下一頁）

Note

如果金絲南瓜比上述的還小顆，那就把烹飪時間縮短10分鐘。若希望金絲南瓜不要太軟爛，就把時間縮短15分鐘。

可製作6人份

從小到大的成長過程，我所謂的大餐就是一大罐低脂義大利白醬拌入快煮的義大利麵餃。這是含有大量乳品的高醣餐點，而且還是讓人快速增肥的武器。我後來想要做出享用完不會有罪惡感的無乳義大利白醬，即便這道料理使用了腰果。聽起來的確很瘋狂，但卻非常成功！用刨絲好的金絲南瓜沾裹醬汁，你就能吃到高蛋白、滑順但能快樂品嚐的替代食材。但要注意，一定要選擇能放入壓力鍋的南瓜！

作法

1. 壓力鍋鍋底放入1杯水，放進三腳架後再把南瓜放在上頭。

2. 蓋上鍋蓋，確保氣閥位於「密封」。螢幕面板選擇「手動／高壓烹煮」功能，高壓進行，用＋／－按鈕設置30分鐘。

3. 壓力鍋發出「嗶」聲時代表烹煮完成。將壓力閥從「密封」轉至「排氣」位置，使蒸氣快速散出。蒸氣散出時很燙，要小心。

4. 取出南瓜，靜置15分鐘放涼備用後，切一半，用湯匙挖除中間的籽丟掉。一手拿叉子，一手捧著一半的南瓜，從皮往下刮，做出南瓜「義大利麵」，另一半重複動作。

5. 碗中放入南瓜麵，倒入醬汁，拌勻後享用。

五料無乳低脂義大利白醬

- 1杯生腰果
- 2杯水
- 2大匙未強化營養酵母
- 2茶匙海鹽
- 3瓣大蒜

可製作3杯

1. 在高速調理機中放入所有材料，攪打到完全滑順，且醬汁在8分鐘溫度升高後變得濃稠為止。

單鍋肉醬義大利麵

one-pot spaghetti with meat sauce

食材

- 1顆中型洋蔥，切丁
- 3瓣大蒜，切末
- 1杯白色鈕扣菇，切丁（自行選用）
- 1¼磅瘦牛肉絞肉（約567公克）
- 1大匙乾洋蔥末
- 2茶匙乾奧勒岡
- 2茶匙大蒜粉
- 2茶匙乾羅勒
- 1茶匙海鹽
- ½茶匙乾百里香
- ¼茶匙黑胡椒
- ¼茶匙乾燥辣椒片
- 8盎司自己喜歡的無麩或無穀義大利麵（約227公克）
- 2罐有機番茄醬汁（約425公克）
- 1罐有機番茄丁（約425公克）

可製作6至8人份

有人曾告訴我，我做的馬利納拉醬是全世界最棒的。其實這醬汁我只做了一版，因為我母親以前會做類似的義大利麵。如今我為了自己的孩子做這醬汁，但我只需要全部放入一個鍋子，使用壓力鍋就能縮短烹煮時間，減少髒亂的碗盤！

作法

1. 以「翻炒」功能預熱壓力鍋，當螢幕面板出現「加熱」時，倒入洋蔥丁、大蒜，如果喜歡吃蘑菇的話也可以加入。乾炒約5分鐘，直到蔬菜開始變透明，稍微黏在鍋底。

2. 放入牛肉，翻炒約5分鐘直到牛肉變色，接著再放入洋蔥、奧勒岡、大蒜粉、羅勒、鹽巴、百里香、黑胡椒和乾燥辣椒片。

3. 繼續翻炒約3分鐘，直到牛肉熟成變色。

4. 把炒料均勻鋪在壓力鍋鍋底，義大利麵如果太長，可以掰成三段，鋪在肉上方。倒入番茄汁，再放入番茄丁。此時**不要攪拌**，若番茄醬汁流到鍋底，就會燒焦。

5. 蓋上鍋蓋，確保氣閥位於「密封」。螢幕面板先選擇「取消」再選擇「手動／高壓烹煮」功能，高壓進行，用＋／－按鈕設置10分鐘。

6. 壓力鍋發出「嗶」聲時代表烹煮完成。將壓力閥從「密封」轉至「排氣」位置，使蒸氣快速散出。蒸氣散出時很燙，要小心。

7. 打開鍋蓋，拌勻，趁熱享用。

帕瑪森燒茄子

eggplant parmesan

食材

- 1顆中大型茄子，切成方便入口的大小
- 1顆雞蛋，均勻打散
- ½杯無麩麵包粉
- 1茶匙大蒜粉
- 1茶匙切碎新鮮巴西里
- 1大匙特級初榨橄欖油
- ½杯自製（請見第222至223頁）或商店買的雞高湯、蔬菜高湯
- 8盎司自己喜歡的無麩義大利麵（約227公克）
- 1罐有機番茄醬汁（約425公克）
- ½大匙乾洋蔥末
- 1½茶匙乾奧勒岡
- ½茶匙乾羅勒
- ¼茶匙乾百里香
- ¼茶匙海鹽
- ¼茶匙黑胡椒
- 1杯現磨帕瑪森起司，盛盤時可以再多加一點
- ½杯新鮮羅勒，盛盤時用

可製作4至6人份

根據你使用的義大利麵種類，這道料理可以做成無穀版本。我喜愛的有Ancient Harbest品牌，他們家的藜麥義大利麵很適合這道菜。我知道在茄子帕瑪森料理中用義大利麵不是傳統做法，你也可以不使用，搭配小的配菜沙拉也很好吃。

作法

1. 茄子沾裹蛋汁，再沾上麵包粉、大蒜粉和巴西里。翻滾一下，讓茄子均勻裹上沾料。

2. 以「翻炒」功能預熱壓力鍋。螢幕面板出現「加熱」時，加入油和茄子。讓茄子每一面上色後，再翻面煎另一面，每一面煎約2分鐘。

3. 倒入高湯，在茄子上方放義大利麵。接著倒入番茄醬汁，**不要攪拌**。如果醬汁接觸到鍋底，很容易燒焦。再放入洋蔥、奧勒岡、乾羅勒、百里香、鹽巴和胡椒，頂層放起司。

4. 蓋上鍋蓋，確保氣閥位於「密封」。螢幕面板選擇「手動／高壓烹煮」功能，高壓進行，用＋／—按鈕設置5分鐘。

5. 壓力鍋發出「嗶」聲時代表烹煮完成。將壓力閥從「密封」轉至「排氣」位置，使蒸氣快速散出。蒸氣散出時很燙，要小心。

6. 打開鍋蓋，拌勻，盛盤時再撒上起司和羅勒後享用。

夏日豔蝦櫛瓜麵佐鷹嘴豆

summer shrimp scampi with zoodles and chickpeas

食材

- 1½至2磅明蝦，去殼去泥（約680公克至907公克）
- 2大匙印度酥油
- 5瓣大蒜，切末
- ½杯自製（請見第222頁）或商店買的雞高湯
- ¾茶匙海鹽
- ⅛茶匙乾燥辣椒片
- 2根中型櫛瓜
- ½杯自製（請見第229頁）或罐裝煮熟的鷹嘴豆，洗淨瀝乾
- ½杯切碎的新鮮巴西里或羅勒
- ½杯櫻桃番茄，每顆切對半
- 2大匙新鮮檸檬汁（自行選用）

櫛瓜麵能讓含高醣的傳統鮮蝦義大利麵吃起來更清爽，而且做法快速簡單。這道菜充滿所有你愛的風味，還能吃到特別多健康的蔬菜。

作法

1. 壓力鍋中放入蝦子、印度酥油、大蒜、高湯、鹽巴和乾燥辣椒片。

2. 蓋上鍋蓋，確保氣閥位於「密封」。螢幕面板選擇「蒸煮」功能，高壓進行，用＋／－按鈕設置1分鐘。

3. 壓力鍋發出「嗶」聲時代表烹煮完成。將壓力閥從「密封」轉至「排氣」位置，使蒸氣快速散出。蒸氣散出時很燙，要小心。

4. 用螺旋切菜機處理櫛瓜。我喜歡細薄的麵，所以我用0.2cm寬的刀片製麵。

5. 打開鍋蓋，把蝦子取出放入碗內。拌入櫛瓜麵、鷹嘴豆、巴西里、番茄，如果有使用檸檬汁此時也可放入。用鍋底剩下的高湯作為淋醬，稍作調味即可。

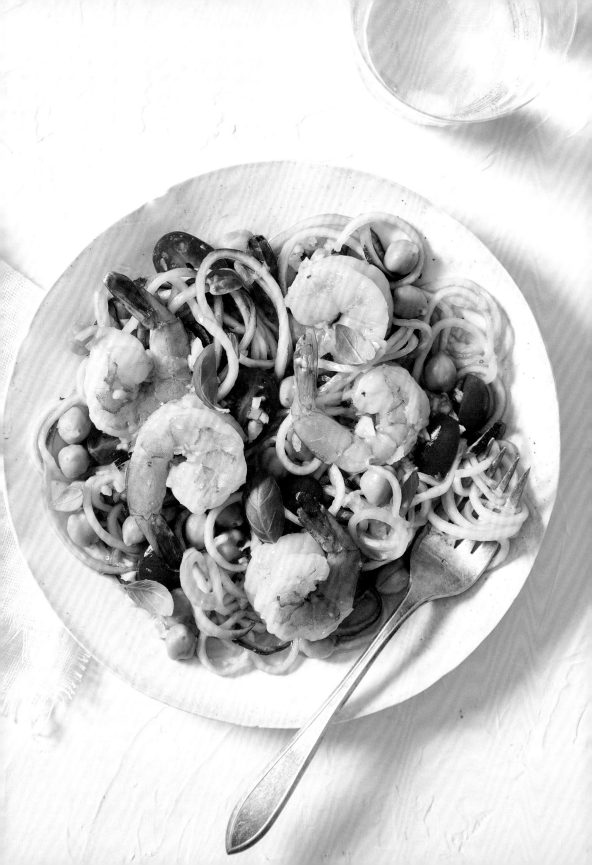

蔬菜千層麵

vegetable lasagna

食材

- 1杯生腰果
- 1茶匙海鹽
- 3大匙水
- 2大匙特級初榨橄欖油
- 1大匙新鮮檸檬汁
- 1罐有機番茄丁
  （約425公克）
- 1大匙乾洋蔥末
- ½杯新鮮巴西里或羅勒
- ½茶匙乾燥辣椒片
- ½茶匙乾羅勒
- 2至3根中型櫛瓜
- 2杯切碎甘藍或菠菜

Note

如果你對堅果過敏，可以用瑞可達起司取代素起司。

可製作4至6人份

我的千層麵做法這幾年來變化很多。原先是罐裝番茄肉醬料拌入瑞可達起司、莫札瑞拉起司和義大利麵，後來我開始用蔬菜來取代義大利麵，並且自己製作肉醬，最後就連起司也都換掉了。現在我們是以腰果起司來製作，而且你知道嗎？我們相當適應這種調整！這道菜與傳統千層麵不一樣，但仍舊非常美味。

作法

1. 在高速調理機中放入腰果、½茶匙的鹽巴、水、橄欖油和檸檬汁，以高速攪打至看起來像奶油起司為止，然後倒入碗中。

2. 接著在調理機或食物調理機內放入番茄、洋蔥、巴西里、乾燥辣椒片、乾羅勒和剩下的½茶匙鹽巴，攪打至混合均勻為止。

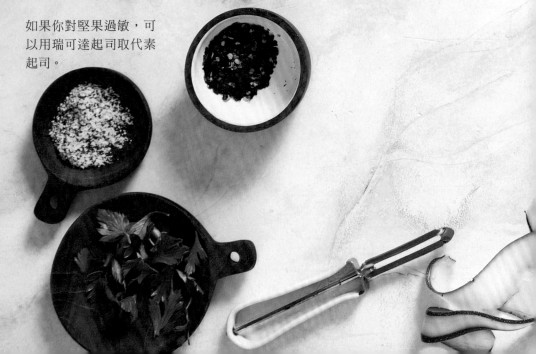

3. 依櫛瓜長度切成非常細的薄片，好放入6
杯瑪芬烤盤中。

4. 將6杯瑪芬烤盤放入壓力鍋中，再一一鋪
上食材。先放¼的番茄醬汁，接著再放
上¼的櫛瓜條、¼的腰果拌料，和¼的甘
藍菜。重複這順序多放三層，最後以錫
箔紙蓋住。

5. 壓力鍋中放入1杯水，放上三腳架，再將
千層麵放在架子上。

6. 蓋上壓力鍋鍋蓋，確保壓力氣閥位於「
密封」位置。螢幕面板選擇「手動／高
壓烹煮」功能，高壓進行，用＋／一按
鈕調整設置10分鐘。

7. 壓力鍋發出「嗶」聲時代表烹煮完成。將
壓力閥從「密封」轉至「排氣」位置，
使蒸氣快速散出。蒸氣散出時很燙，要小
心。

8. 取出千層麵烤盤，靜置10至15分鐘待稍
涼後再享用。

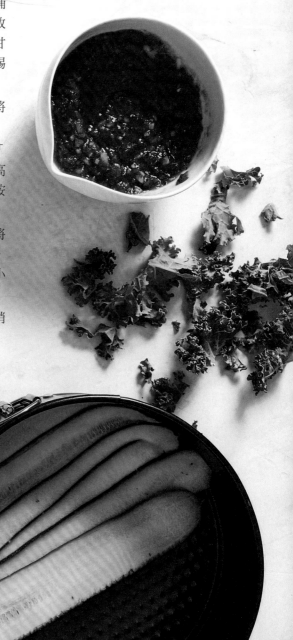

纖食無起司通心粉

skinny mac and no cheese

食材

- 2杯水
- ⅓杯切丁的胡蘿蔔
- ¼杯未強化的營養酵母
- ¼杯葛根粉
- 1大匙印度酥油
- 1½茶匙海鹽
- 8盎司無麩或無穀通心粉或貝殼義大利麵（約227公克）

可製作4人份

起司通心粉一向是我家的常見菜色，如果你有小孩，可能你家也是如此。這道無起司的通心粉版本內含驚奇的胡蘿蔔和排毒食材，也就是說儘管小孩很常吃，你也不用擔心。

作法

1. 在高速調理機中放入水、胡蘿蔔、營養酵母和印度酥油。以中高速攪打至混合均勻，此時整體看起來會非常的水，沒有關係。

2. 將這混合物移到壓力鍋中，最後再放上通心粉。

3. 蓋上壓力鍋鍋蓋，確保壓力氣閥位於「密封」位置。螢幕面板選擇「手動／高壓烹煮」功能，高壓進行，用＋／－按鈕調整設置5分鐘。

4. 壓力鍋發出「嗶」聲時代表烹煮完成。將壓力閥從「密封」轉至「排氣」位置，使蒸氣快速散出。蒸氣散出時很燙，要小心。

5. 打開鍋蓋，拌入葛根粉後，盛盤享用。

日曬番茄羅勒鷹嘴豆漢堡肉

sun-dried tomato and basil chickpea patties

食材

- 2杯自製（請見第229頁）或罐裝的煮熟鷹嘴豆，洗淨瀝乾
- 1顆雞蛋
- ¼杯新鮮羅勒
- 1大匙切丁的橄欖油泡日曬番茄乾
- 1茶匙海鹽
- ½茶匙乾奧勒岡
- 1撮乾燥辣椒片
- 2大匙特級初榨橄欖油
- 6大片奶油生菜葉
- 1顆羅馬番茄，切薄片
- 蒜香調味醋（製作方法請見下方）

可製作4人份

這是一道驚豔眾人的地中海風味蔬食漢堡。我喜歡用奶油生菜葉包裹起來，再放上一片番茄片享用。

作法

1. 在食物調理機中放入鷹嘴豆、雞蛋、羅勒、日曬番茄乾、鹽巴、奧勒岡和乾燥辣椒片，分8至10次攪打。接著將拌料倒入碗中，塑形成6塊小漢堡肉。
2. 用中火預熱長柄煎鍋後放入油。將漢堡肉分散放在煎鍋內，你可以用2只煎鍋或分2批煎製。
3. 煎漢堡肉約5分鐘，直到略微變色，接著翻面，另一面煎3分鐘。
4. 以生菜葉包漢堡肉，上頭放上一片番茄片，淋上些許醬汁享用。

香蒜調味醋

- 3大瓣大蒜，切末
- 1½茶匙巴薩米克醋
- ¼杯特級初榨橄欖油

可製成¼杯

1. 在寬口罐中放入所有材料，搖晃均勻即完成。

10分鐘火雞肉漢堡

10-minute turkey burgers

食材

- 1磅火雞絞肉（約454公克）
- 1顆雞蛋
- ½杯無麩傳統燕麥
- ½杯切碎嫩菠菜葉
- ½杯切末青蔥或細香蔥
- 1大匙乾洋蔥末
- 1茶匙海鹽
- 黑胡椒
- 3大匙特級初榨橄欖油
- 自己喜歡的漢堡肉

可製作4至6人份

沒錯，就是10分鐘可以製作完成！這道纖食漢堡肉含有大量菠菜，可以搭配沙拉成為超級健康的一餐，或是搭配無穀漢堡麵包，就成了經典漢堡。如果你喜歡漢堡裡有番茄醬，那就自己做番茄醬（請見第227頁）吧。不論你如何享用這道漢堡，味蕾都能絕對滿意。

作法

1. 在碗裡放入火雞絞肉、雞蛋、燕麥、菠菜、青蔥、洋蔥、鹽巴和胡椒調味。溫柔的攪拌均勻後，塑形成6大片或8片小漢堡肉。

2. 以中高火預熱蓋上鍋蓋的長柄煎鍋後，倒入油。將少許漢堡肉放在煎鍋裡，你可能需要分2批製作。翻煎漢堡肉約5分鐘直至稍微上色，接著再翻面，蓋上鍋蓋再煎3分鐘。

3. 淋上你自己愛的醬料後享用。

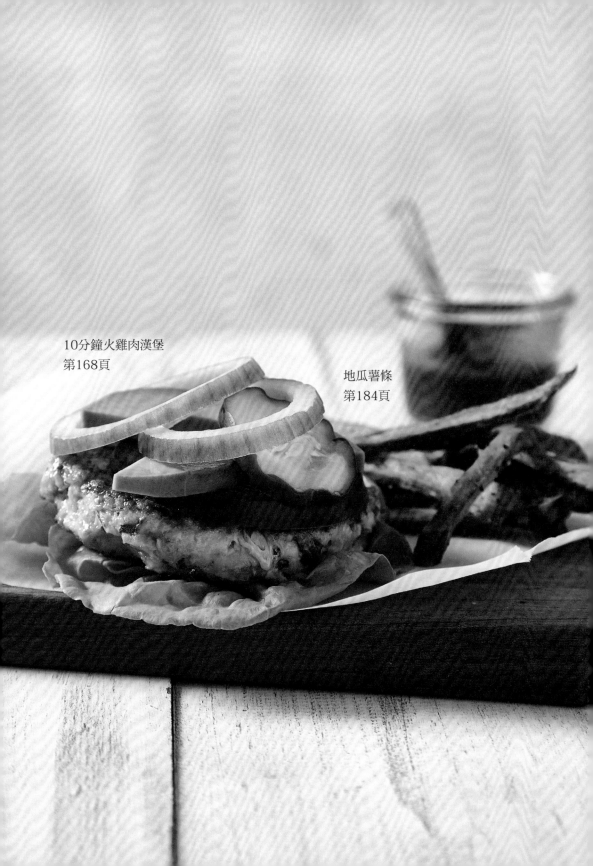

10分鐘火雞肉漢堡
第168頁

地瓜薯條
第184頁

蔬食與其他配菜

VEGGIES AND
OTHER SIDES

蒸冷凍蔬菜

steamed frozen veggies

食材

- 16盎司冷凍綜合蔬菜，包括花椰菜、綠花椰菜、胡蘿蔔等等（約454公克）
- 海鹽
- 黑胡椒
- 磨好的帕瑪森起司或腰果（自行選用）

可製作4至6人份

需要大減肥時，這道菜就是我的午餐首選。我會蒸好一大籃蔬菜當午餐吃，搭配含有蛋白質的配菜（雞蛋、無添加火雞肉、雞肉），這道料理不但充滿營養還相當飽足。我一向奉行簡單就好，這樣就對了。

作法

1. 壓力鍋中倒1杯水，放入蒸籠，再倒入冷凍綜合蔬菜。
2. 蓋上壓力鍋鍋蓋，確保壓力氣閥位於「密封」位置。螢幕面板選擇「蒸煮」功能，低壓烹煮，用＋／－按鈕調整設置0分鐘。
3. 壓力鍋發出「嗶」聲時代表烹煮完成。將壓力閥從「密封」轉至「排氣」位置，使蒸氣快速散出。蒸氣散出時很燙，要小心。
4. 打開鍋蓋，用少許鹽巴和胡椒撒在蔬菜上享用。如果想要多點風味，可以隨興撒上磨好的帕瑪森起司或腰果碎，超好吃！

Tips

一定要在鍋內壓力釋放完畢後立刻打開鍋蓋，這樣才不會把蔬菜煮老。

楓糖漿胡蘿蔔

maple-glazed carrots

食材

- 4杯切塊的胡蘿蔔，切成方便入口大小
- ¾杯自製（請見第222頁）或商店買的雞高湯
- ¼杯純楓糖糖漿
- 1茶匙低鹽伍斯特醬

可製作4至6人份

這是一道傳統且製作簡便的配菜。比起使用紅糖，我們家選擇用純楓糖糖漿來提點甜味，伍斯特醬則提供鹹味，這是把老式口味改成完美纖食版本的料理。

作法

1. 把所有食材倒入壓力鍋內。
2. 蓋上壓力鍋鍋蓋，確保壓力氣閥位於「密封」位置。螢幕面板選擇「手動／高壓烹煮」功能，高壓進行，用＋／－按鈕調整設置1分鐘。
3. 壓力鍋發出「嗶」聲時代表烹煮完成。點選「取消」，打開鍋蓋。
4. 選擇「翻炒」功能，讓胡蘿蔔在不蓋上蓋子的情況下另外烹煮5分鐘，或半鍋湯汁收乾為止。接著取出胡蘿蔔後趁熱享用。

Tips

如果你的壓力鍋沒有「蒸煮」功能，那就以「手動」或「高壓烹煮」功能替代。

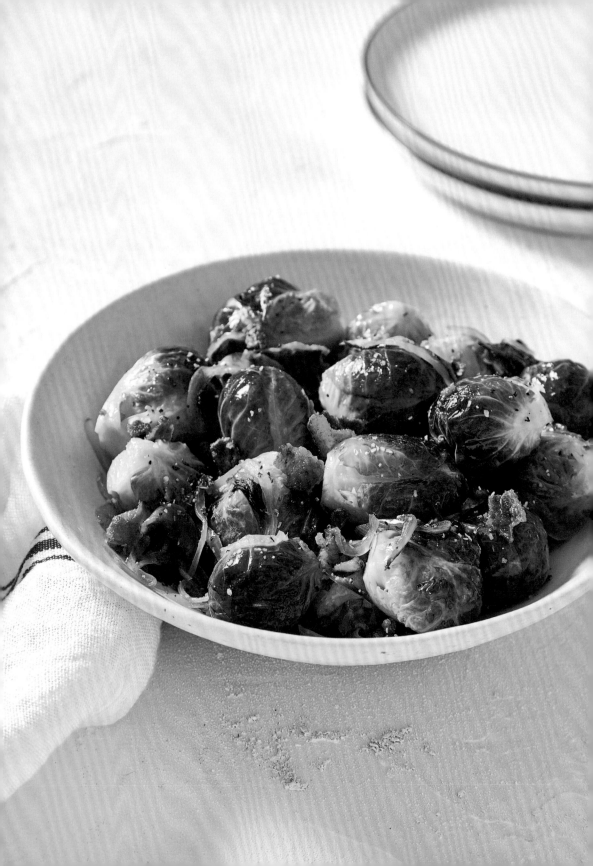

鹹味培根球芽甘藍

savory bacon brussels sprouts

食材

- 1包無硝酸鹽培根，切成方便入口大小（約340公克）
- ½顆中型洋蔥，切薄片
- 1大匙印度酥油
- 1磅球芽甘藍，挑整好（約454公克）
- 海鹽
- 黑胡椒

可製作4至6人份

我們家不太常吃豬肉，但我們可是熱愛培根！雖然可以用火雞肉培根來做，但這一道菜請使用真正的培根吧。我花了很長一段時間才真的喜歡上球芽甘藍，如今我可以自己吃完一整碗！

作法

1. 以「翻炒」功能預熱壓力鍋。接著點選面板出現「加熱」之後放入培根，煎炒約15分鐘到香脆為止。取出培根，放在紙巾上瀝油備用。
2. 鍋內剩下的培根油裡放入洋蔥和印度酥油，持續翻炒約3分鐘，直到洋蔥開始變得透明。
3. 再倒入球芽甘藍，與洋蔥攪拌均勻。
4. 蓋上壓力鍋鍋蓋，確保壓力氣閥位於「密封」位置。螢幕面板上先選擇「取消」再選「蒸煮」功能，低壓烹煮，用＋／－按鈕調整設置2分鐘。此時鍋內壓力還沒飽和，但這沒有關係。
5. 壓力鍋發出「嗶」聲時代表烹煮完成。打開鍋蓋，拌入培根，加點鹽巴和胡椒調味後即可盛盤。

檸檬大蒜奶油朝鮮薊

lemon garlic-butter artichokes

食材

- 2顆球狀朝鮮薊
- 2大匙特級初榨橄欖油
- 1大匙印度酥油
- 8瓣大蒜，切末
- 1茶匙新鮮或乾燥巴西里末
- 1茶匙新鮮檸檬汁

可製作2至4人份

我第一次買朝鮮薊時根本不知道如何吃，於是還看了YouTube的影片研究了一下，還好我這麼做了。現在朝鮮薊是我家孩子最愛的蔬菜之一。

作法

1. 用刀切除朝鮮薊根部，用刨刀削整頂部。

2. 壓力鍋中放入1杯水，接著放入三腳架或蒸籠，再把朝鮮薊放在上頭。

3. 蓋上壓力鍋鍋蓋，確保壓力氣閥位於「密封」位置。螢幕面板選擇「手動／壓力烹煮」功能，高壓烹煮，用＋／一按鈕調整設置10分鐘。

4. 蒸煮朝鮮薊時，把橄欖油和印度酥油倒在小型炒鍋裡，以小火加溫，當油開始發泡起波紋時，放入大蒜、巴西里和檸檬汁，翻炒1至2分鐘，不要太久，大蒜很容易燒焦。

5. 壓力鍋發出「嗶」聲時代表烹煮完成。任其慢慢釋放壓力，約13分鐘，此時氣閥上的栓鎖應該會脫落。

6. 打開鍋蓋，取出朝鮮薊，如果是4人份就個別再切半。

7. 吃朝鮮薊時，一次剝除一片葉子，從底部開始，沾檸檬大蒜奶油吃。把葉片放入口中，用牙齒剔除底部的葉肉，其他部分不要吃。吃完所有葉片後，用刀沿著中心的薊部切開後丟除。接著把底部切成四等份，沾奶油醬來吃中心（或底部）的部位。

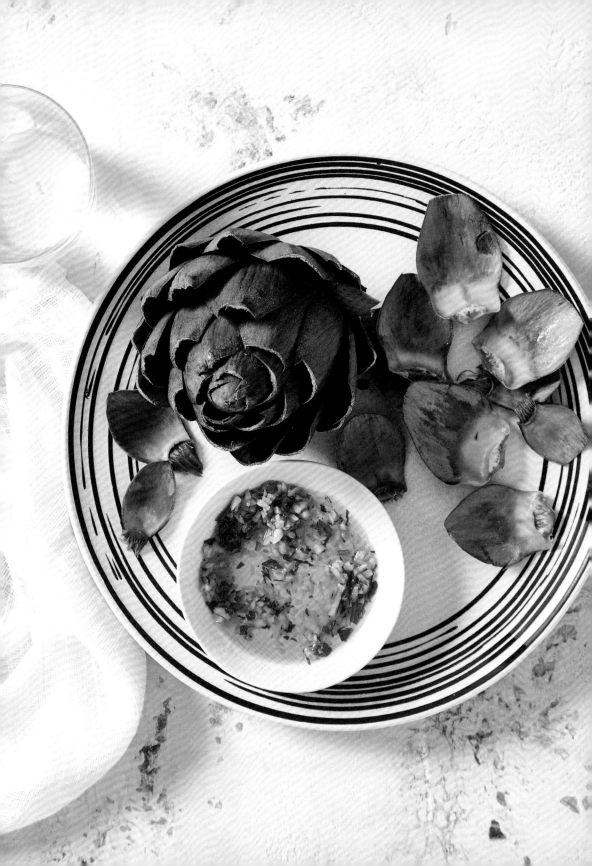

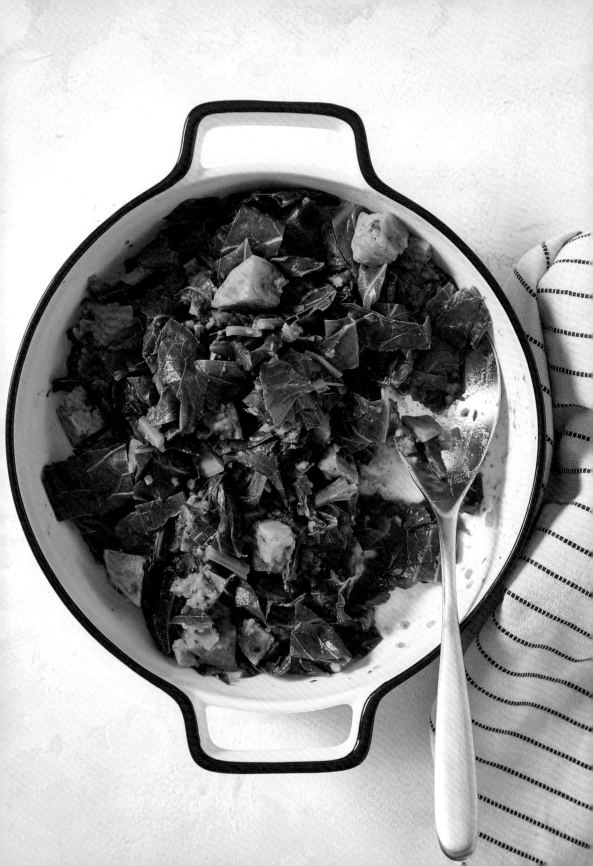

咖哩綠葉甘藍佐地瓜

curried collard greens with sweet potatoes

食材

- 2把綠葉甘藍，切除根部，將葉片切成方便入口大小
- 1大根地瓜，切丁（大約2杯份量）
- 1罐有機炙烤番茄丁（約425公克）
- 1大匙乾洋蔥末
- 1茶匙孜然粉
- 1茶匙乾奧勒岡
- 1茶匙乾百里香
- ½茶匙咖哩粉
- ½茶匙薑黃粉
- ½茶匙海鹽

可製作4至6人份

香料成就了這道料理，而且我非常開心孩子們能攝取到薑黃！煮熟的綠葉甘藍每一杯含有9克蛋白質，所以這一道是非常完整的餐點，同時也是很好的配菜，也可以當作午餐吃。

作法

1. 在壓力鍋鍋底鋪上綠葉甘藍、地瓜和炙烤番茄。**不要攪拌**。接著再撒上洋蔥、孜然粉、奧勒岡、百里香、咖哩粉、薑黃和鹽巴。

2. 蓋上壓力鍋鍋蓋，確保壓力氣閥位於「密封」位置。螢幕面板選擇「手動／高壓烹煮」功能，高壓烹煮，用＋／－按鈕設置10分鐘。

3. 壓力鍋發出「嗶」聲時代表烹煮完成。任壓力自然釋出，直到螢幕面板顯示「低：10」，將氣閥從「密封」轉到「排氣」位置。蒸氣散出時非常燙，要小心。

4. 打開鍋蓋，趁熱享用。

10分鐘焦糖洋蔥

10-minute caramelized onions

食材

- 1大顆洋蔥，切薄片
- 1至2茶匙特級初榨橄欖油
- ¼至½茶匙巴薩米克醋
- 海鹽
- 黑胡椒

可製作1杯

布萊迪只要有洋蔥，搭配什麼都吃！他最喜歡在牛排、雞肉或漢堡肉上放上這些焦糖洋蔥。如果你也想要把這洋蔥放在牛排或雞胸肉上，你還可以在製作洋蔥時加上蘑菇一起烹煮。

作法

1. 以「翻炒」功能預熱壓力鍋。接著點選面板出現「加熱」時，放入所有材料，用木匙翻炒約10分鐘，直到洋蔥開始收縮。
2. 取出洋蔥放入碗裡，可以一次享用，或是放入寬口罐再放入冰箱冷藏，以後再食用。

簡便甜菜根

easy beets

食材

- 盡可能準備很多甜菜根，刷除乾淨後，綠葉和根部挑整一下。

端看準備的量

甜菜根是營養發電機，而且還能讓所有料理變得色彩鮮豔！有些食品製造業者會使用紅色或粉色的食物色素，但其實你可以用甜菜根製造出鮮豔的顏色，而且不需要改變料理的味道。事先煮起來，放入冰箱冷藏，就可以隨時拿出來放入果昔或為醬料增添營養和色彩。

作法

1. 壓力鍋中倒1杯水。放入三腳架後把甜菜根擺在上頭。

2. 螢幕面板選擇「手動／壓力烹煮」功能，高壓進行，以＋／－按鈕調整設置25分鐘。

3. 壓力鍋發出「嗶」聲時代表烹煮完成。任壓力自然釋出降低，約10分鐘。

4. 輕輕打開鍋蓋，取出甜菜放入碗中，打開水龍頭，用流動的水滑掉甜菜根皮，接著放入寬口罐或保鮮盒內，擺入冰箱冷藏，要用時再取出使用。

鹹烤馬鈴薯

salty baked potatoes

食材

- 3磅迷你紅皮馬鈴薯（約1360公克）
- ½杯海鹽
- 6杯水

可製作4至6人份

用鹽水煮這些馬鈴薯就能讓它們非常有味道。如果你一向喜歡鹹味，這道菜絕對適合你！你可以另外添加隔夜的辣肉醬、鄉村醬或更好的是結合鄉村醬和烤肉醬，這樣就能讓馬鈴薯更有風味。當然，就算單吃也很好吃。

作法

1. 將所有材料放入壓力鍋中。
2. 螢幕面板選擇「手動／壓力烹煮」，高壓進行，然後用＋／—按鈕調整設置2分鐘。
3. 壓力鍋發出「嗶」聲時代表烹煮完成。任壓力自然釋出降低，約12分鐘。
4. 輕輕打開鍋蓋，取出馬鈴薯。用喜歡的醬料，再以配菜沙拉搭配享用。

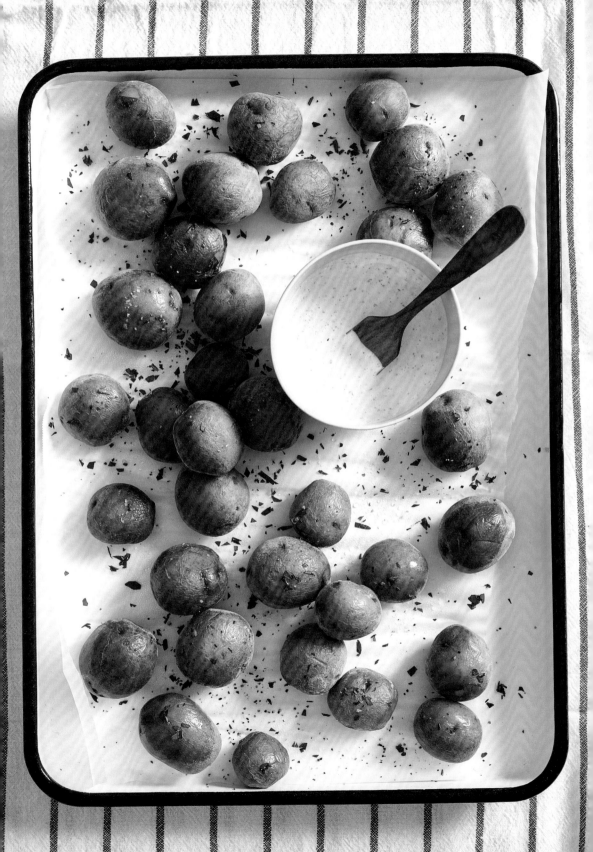

地瓜薯條

sweet potato french fries

食材

- 1磅地瓜,切成條狀
  (約454公克)
- 2大匙特級初榨橄欖油
- 1茶匙海鹽

可製作4至6人份

超級簡單、超級便利的一道菜。這是我們最愛的點心之一,可以完全補足我每次渴望吃速食的心。

作法

1. 以攝氏約250度預熱烤箱。
2. 在碗中把地瓜裹上油和鹽巴,接著再一一鋪在烤盤上,擺一層就好。
3. 烘烤20至25分鐘,或直到地瓜開始變色、變得酥脆後,一次享用。

道地南方四季豆

southern-style green beans

食材

- 6片火雞肉培根（也可以自行換成無硝酸鹽培根）
- 2磅四季豆，挑整好後切半（約907公克）
- 2杯自製（請見第222-223頁）或商店買的雞高湯、蔬菜高湯
- 1茶匙海鹽
- 1茶匙乾洋蔥末
- 5瓣大蒜，切末
- ½茶匙黑胡椒
- ¼茶匙乾燥辣椒片
- 奶油或印度酥油（自行選用）

可製作6至8人份

這是非常純樸的美國南方菜。我住在德州時，去別人家拜訪時餐桌上絕對會有不同做法的四季豆。在南方，鮮奶油是所有四季豆料理的基底，然而比起使用鮮奶油，蔬菜高湯或雞高湯可以做出低卡的版本。

作法

1. 以「翻炒」功能預熱壓力鍋。接著繼續點選面板，出現「加熱」時放入培根，煎炒約15分鐘到香脆為止。取出培根，放在紙巾上瀝油備用。
2. 鍋內放入四季豆、高湯、鹽巴、洋蔥、大蒜、黑胡椒和乾燥辣椒片。
3. 蓋上鍋蓋，確保壓力氣閥位於「密封」位置。螢幕面板選擇「手動／壓力烹煮」功能，低壓烹煮，用＋／一按鈕調整設置5分鐘。
4. 壓力鍋發出「嗶」聲時代表烹煮完成。將壓力閥從「密封」轉至「排氣」位置，使蒸氣快速散出。蒸氣散出時很燙，要小心。
5. 打開鍋蓋，放入培根與四季豆攪拌，如果有用奶油的話，將其拌勻後，取出並上桌享用。

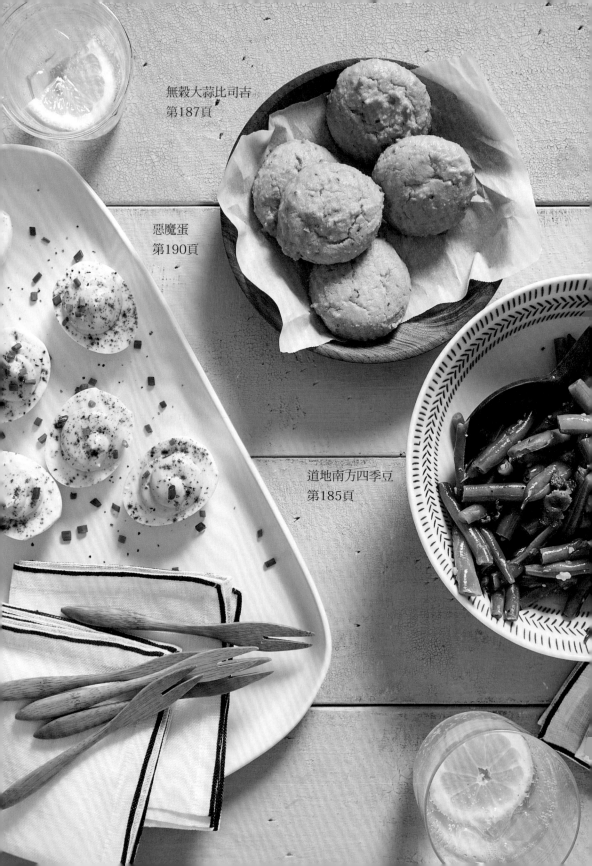

無穀大蒜比司吉
第187頁

惡魔蛋
第190頁

道地南方四季豆
第185頁

無穀大蒜比司吉

grain-free garlic biscuits

食材

- 2大匙酪梨油
- ¾杯杏仁粉（包裝好的）
- ½茶匙大蒜粉
- ¼茶匙乾巴西里
- ¼茶匙海鹽
- 2顆雞蛋

可製作8顆比司吉

這些美味的比司吉不含穀類，而且非常適合搭配我的香料辣番茄羅勒濃湯（請見第84頁），或者切半後挾鹹香火烤雞肉（請見第130頁）享用。

作法

1. 烤箱以攝氏約180度預熱，烤盤上噴一層烹飪用油。
2. 將所有食材放入一個碗中，以手動攪拌器輕輕攪勻。
3. 用冰淇淋挖杓，將麵糊一一放在準備好的烤盤上。這裡的份量應該可以做出8顆。
4. 烤15至20分鐘，或直到比司吉稍微上色烤熟為止。
5. 取出放到架上，待稍微冷卻後趁熱享用。

無乳奶油玉米

dairy-free creamed corn

食材

- 1杯生腰果
- 3杯自製（請見第222-223）或商店買的雞高湯、蔬菜高湯
- ¼杯未強化營養酵母
- 1茶匙海鹽
- ¼茶匙黑胡椒
- 2大匙新鮮檸檬汁
- 1大匙蘋果醋
- 4杯冷凍玉米粒
- 6片火雞肉培根（也可以自行換成無硝酸鹽培根），烹煮後剁碎

可製作10人份

奶油玉米是感恩節我做的最知名配菜，所以每一年我都負責帶奶油玉米回娘家。這道版本使用了腰果起司而非乳製品，每個人在餐桌上都吃得津津有味。

作法

1. 在高速調理機中放入腰果、2杯高湯、營養酵母、鹽巴、胡椒、檸檬汁和醋，以高速攪打至滑順。

2. 壓力鍋中放入玉米，把剛剛打好的腰果拌料加入，再倒剩下1杯的高湯。**不要攪拌**。

3. 蓋上鍋蓋，確保壓力氣閥位於「密封」位置。螢幕面板選擇「手動／壓力烹煮」功能，高壓烹煮，用＋／－按鈕調整設置10分鐘。

4. 壓力鍋發出「嗶」聲時代表烹煮完成。將壓力閥從「密封」轉至「排氣」位置，使蒸氣快速散出。蒸氣散出時很燙，要小心。

5. 打開鍋蓋，放入培根攪拌。奶油玉米在冷卻時會變得濃稠，這時再從壓力鍋中取出享用。

水煮蛋

hard-boiled eggs

食材

• 6至12顆雞蛋

可製作您所準備的份量

這種以壓力鍋煮雞蛋的馳名方法即是所謂的5—5—5。過去四年來我都是這樣做水煮蛋的，而且從來沒出錯過。我非常推薦使用蒸籠／篩網而非三腳架，這樣會更簡單操作。

作法

1. 在壓力鍋中放入1杯水。放入蒸籠或三腳架，再把雞蛋小心地擺在上面，確保它們沒有靠著鍋邊。

2. 蓋上鍋蓋，確保壓力氣閥位於「密封」位置。螢幕面板選擇「蒸煮」功能，高壓烹煮，用＋／－按鈕調整設置5分鐘。

3. 煮雞蛋的同時，拿一個碗，放入冰塊和水。

4. 壓力鍋發出「嗶」聲時代表烹煮完成。任壓力自然釋出，直到螢幕面板顯示「低：5」，將氣閥從「密封」轉到「排氣」位置。蒸氣散出時非常燙，要小心。

5. 打開鍋蓋，快速取出雞蛋，一個接一個放入冰水，終止繼續加溫過程。靜置5分鐘後再剝殼。

惡魔蛋

deviled eggs

食材

- 6顆水煮蛋（請見第189頁），剝殼洗淨
- 3大匙自製（請見第226頁）或商店買的美乃滋
- 2茶匙有機黃芥末
- 紅椒粉，點綴用

可製作12顆惡魔蛋

我爸是家族裡名聲響亮的「惡魔蛋大師」。每一次家族聚會，大家都會要求他做這道料理，可是他總是堅守著這道料理的祕辛！我在有一年感恩節仔細研究了他的做法後，終於得以複製他的美味餐點，如今這是我家裡常見的點心或午餐。如果我們是當作一餐吃，我通常會搭配配菜沙拉、蔬菜拼盤和蘋果醬來享用。

作法

1. 雞蛋以縱線切半。取出蛋黃，放在一個碗中。將蛋白放在一個盤子或惡魔蛋專用盤子上。
2. 蛋黃裡拌入美乃滋和芥末醬，用叉子拌勻。
3. 把蛋黃拌料填入半顆的蛋白，撒上紅椒粉。

蔬菜炒飯

veggie fried rice

食材

- 1包冷凍綜合蔬菜（胡蘿蔔、豌豆、四季豆、玉米等）（約454公克）
- 1½杯糙米
- 1罐全脂椰奶（約383公克）
- 1杯自製（請見第222-223）或商店買的雞高湯、蔬菜高湯
- 3大匙乾洋蔥末
- ½茶匙海鹽
- ¼茶匙黑胡椒
- 6至8顆雞蛋
- ½大匙特級初榨橄欖油
- 椰子氨基，盛盤時用

可製作6人份

糙米飯是可以用來搭配蔬菜主菜的很棒配菜，但偶爾我還是會喜歡單吃糙米飯，並將其當作主餐。這道美味經典的外帶餐點包含了油脂、纖維和蛋白質，非常營養。

作法

1. 把整袋冷凍蔬菜放在流理台上靜置解凍。
2. 在壓力鍋中放入糙米、椰奶、高湯、洋蔥、鹽巴和胡椒。
3. 蓋上鍋蓋，確保壓力氣閥位於「密封」位置。螢幕面板選擇「多穀」功能，高壓烹煮，用＋／－按鈕調整設置28分鐘。
4. 同時，在碗裡充分打散雞蛋。
5. 用中火加熱長柄煎鍋後放入油。倒入雞蛋翻炒約5分鐘後到熟成為止。放入蔬菜攪拌，有助蔬菜解凍。
6. 壓力鍋發出「嗶」聲時代表烹煮完成。將氣閥從「密封」轉到「排氣」位置，讓蒸氣快速散出。蒸氣散出時非常燙，要小心。
7. 打開鍋蓋，倒入雞蛋蔬菜拌料，攪拌至米飯和雞蛋與蔬菜結合後，從壓力鍋取出，淋上椰子氨基後享用。

西班牙炒飯

spanish rice

食材

- 1杯糙米
- 1½杯水或高湯
- ½杯有機番茄醬汁
- ½杯墨西哥辣椒醬或是其他溫和辣椒醬，或是自己喜歡的墨西哥雞肉捲醬
- 1杯自己選用的絞肉，煮熟後以塔可醬料調味（請見第232頁）

可製作4至6人份

金姨是最能給我做菜靈感的人之一，因為她總是能為一家七口做出準備工序超簡單又超健康的餐點。這道菜是她家裡最常吃的餐點之一，不過我另外調整了一些些。這是非常棒的聚餐料理，只要把食材加倍，就能快速做出超大份量。

作法

1. 在壓力鍋中放入糙米和水。
2. 蓋上鍋蓋，確保壓力氣閥位於「密封」位置。螢幕面板選擇「手動／壓力烹煮」功能，高壓烹煮，用＋／－按鈕調整設置28分鐘。
3. 壓力鍋發出「嗶」聲時代表烹煮完成。將氣閥從「密封」轉到「排氣」位置，讓蒸氣快速散出。蒸氣散出時非常燙，要小心。
4. 打開鍋蓋，拌入番茄醬汁、辣椒醬和絞肉後，從鍋中取出享用。

芫荽萊姆飯

cilantro lime rice

食材

- 1杯糙米
- 2杯自製（請見第223頁）或商店買的蔬菜高湯
- ½大匙酪梨油
- 2瓣大蒜，切末
- 1顆萊姆，磨皮後榨汁
- ⅓杯切碎的新鮮芫荽
- ½茶匙海鹽

可製作4人份

愛吃Chipotle的餐點嗎？這家餐廳是我們想出去外面吃，又想吃點健康料理的最愛選擇之一。這道芫荽萊姆飯就是從它們美味的捲餅沙拉煲發想出來的餐點。

作法

1. 在壓力鍋中放入糙米、高湯、油、大蒜和萊姆皮。
2. 蓋上鍋蓋，確保壓力氣閥位於「密封」位置。螢幕面板選擇「手動／壓力烹煮」功能，高壓烹煮，用＋／－按鈕調整設置28分鐘。
3. 壓力鍋發出「嗶」聲時代表烹煮完成。將氣閥從「密封」轉到「排氣」位置，讓蒸氣快速散出。蒸氣散出時非常燙，要小心。
4. 打開鍋蓋，添入芫荽、鹽巴和萊姆汁（慢慢加入萊姆汁，直到符合你想要的口感）。從鍋中取出後盛盤享用。

甜點、飲品與奶昔

DESSERTS, DRINKS, AND SHAKES

冰淇淋蘋果「派」

apple "pie" à la mode

食材

- 2大顆紅蘋果，去核、削皮後切片
- 1大匙印度酥油或椰子油
- 1大匙純楓糖糖漿
- 1½茶匙肉桂粉
- ¼茶匙荳蔻粉
- ¾杯無麩烘烤脆穀片，享用時可以多加一點
- 1撮海鹽
- 無乳香草冰淇淋（請見第211頁，為水蜜桃奶油冰淇淋的改編版）

可製作4至6人份

這是輕食版的自製蘋果派加無乳香草冰淇淋。吃起來溫軟又舒心，還能讓家裡聞起來有秋天的感覺！

作法

1. 把蘋果放入壓力鍋內，加入印度酥油，淋上楓糖漿，再撒上肉桂和豆蔻，最後加上脆穀片和鹽巴。
2. 蓋上鍋蓋，確保壓力氣閥位於「密封」位置。螢幕面板選擇「手動／壓力烹煮」功能，高壓烹煮，用＋／－按鈕調整設置5分鐘。
3. 壓力鍋發出「嗶」聲時代表烹煮完成。將氣閥從「密封」轉到「排氣」位置，讓蒸氣快速散出。蒸氣散出時非常燙，要小心。
4. 打開鍋蓋，挖出蘋果後，搭配冰淇淋再撒上烤脆穀片一起享用。

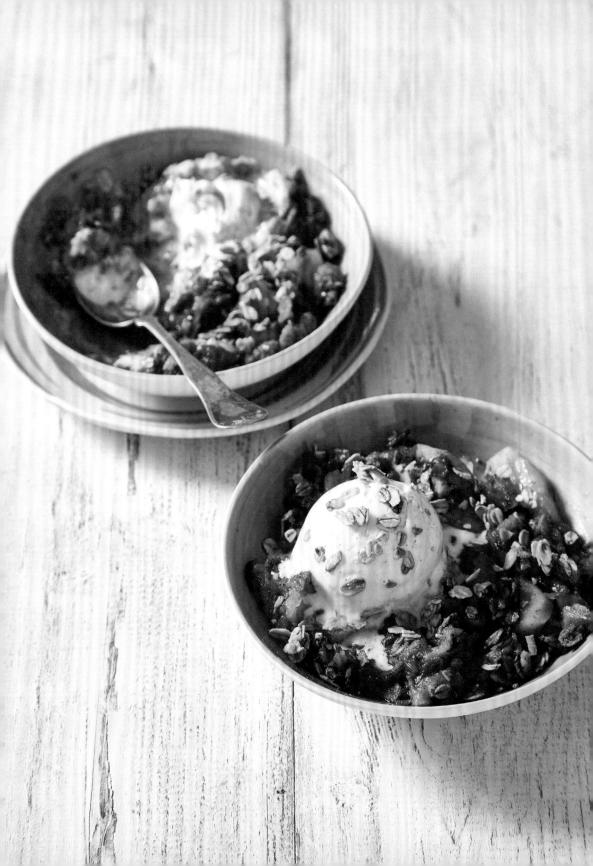

巧克力裹綜合堅果脆片

chocolate-covered mixed nut clusters

食材

- 1杯無乳脂巧克力豆
- 1大匙印度酥油或
  椰子油
- 2½杯綜合堅果
- 配料：小紅莓乾或藍
  莓、葵花籽、南瓜籽

可製作約570公克的量

巧克力裹綜合堅果是我在減肥期間最愛的隨身點心之一。我喜歡把壓力鍋當成雙層鍋使用，製作我自己的點心脆片。這不僅能滿足螞蟻人的口慾，而且在瓦斯爐上就能簡單完成！

作法

1. 壓力鍋中倒入2杯水，放入深3.5公升份量的玻璃或不鏽鋼碗，就成了雙層鍋。不要讓碗的底部接觸到水；烤盤上鋪一層烘焙紙。

2. 螢幕面板選擇「翻炒」功能後，繼續點選面板顯示「加熱」。

3. 把巧克力豆和酥油放入碗中，攪拌到巧克力融化，約5分鐘。用橡膠抹刀拌入堅果和其他配料。

4. 分別挖半個10元硬幣大小的巧克力堅果到準備好的烤盤上。

5. 放入冰箱冷藏1小時。變硬之後，把成品放入玻璃容器，可以放入冰箱保存最多6個月。

吃了不怕布朗尼

guilt-free brownies

食材

- 1¼杯自製（請見第228頁）或商店買的煮熟黑豆，洗淨瀝乾
- 3顆雞蛋
- ½大匙純香草精
- ¼茶匙海鹽
- 3大匙特級初榨椰子油
- ¼杯未過濾生蜂蜜或純楓糖糖漿
- 3大匙可可粉
- ½茶匙泡打粉
- ¼茶匙小蘇打
- ¼杯無乳脂巧克力豆

可製作10塊布朗尼

噓……這道菜裡有黑豆，但只要你不說，就沒人會知道！黑豆其實是很棒的麵粉替代品，你也可以用蘋果醬來取代這道菜裡的油脂，就能做出含有更少熱量、更少脂肪，但同時超濃郁、超扎實又美味的布朗尼。

作法

1. 在高速調理機或食物調理機中放入所有食材，攪打至滑順為止。
2. 在可以放入壓力鍋的6杯瑪芬烤盤上噴一層烹飪油，倒入麵糊，鋪平後蓋上錫箔紙。
3. 壓力鍋中放入三腳架，接著倒1杯水，把烤盤放在三腳架上。
4. 蓋上鍋蓋，確保壓力氣閥位於「密封」位置。螢幕面板選擇「手動／壓力烹煮」功能，高壓烹煮，用＋／－按鈕調整設置45分鐘。
5. 壓力鍋發出「嗶」聲時代表烹煮完成。將氣閥從「密封」轉到「排氣」位置，讓蒸氣快速散出。蒸氣散出時非常燙，要小心。
6. 打開鍋蓋，靜待5分鐘讓布朗尼稍微冷卻後，切成10塊再取出盛盤享用。

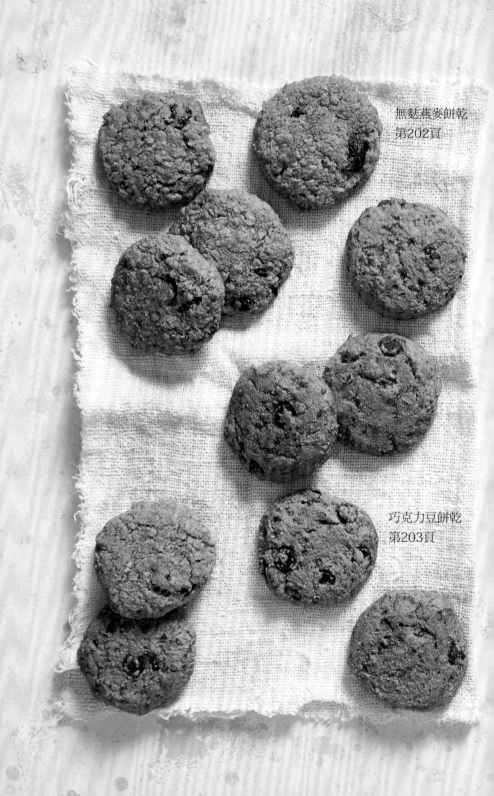

無麩燕麥餅乾
第202頁

巧克力豆餅乾
第203頁

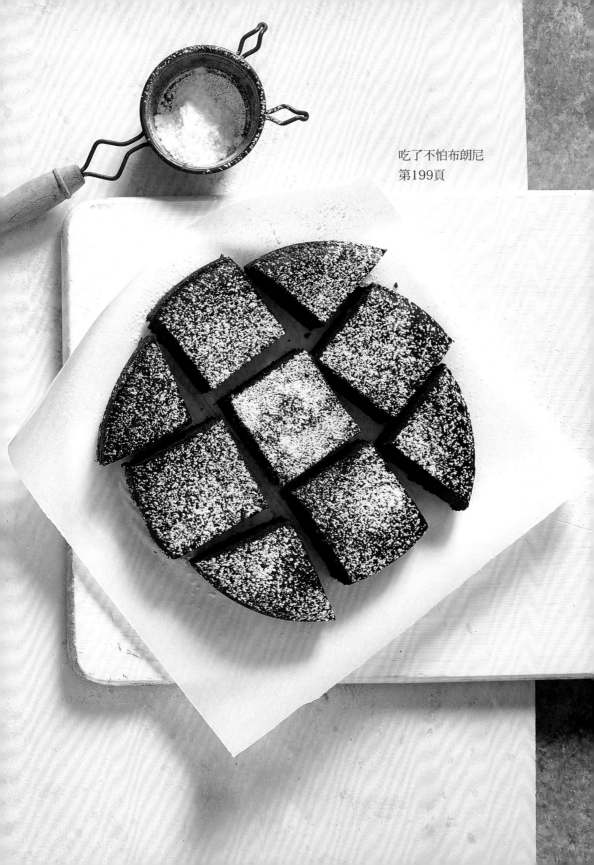

吃了不怕布朗尼
第199頁

無麩燕麥餅乾

gluten-free oatmeal cookies

食材

- 1杯無麩快煮燕麥
- 1杯杏仁粉（包裝好的）
- ¼杯有機生蜂蜜
- 1顆雞蛋
- 2大匙椰子油，固態或液態皆可
- ½茶匙小蘇打
- ½茶匙肉桂粉
- 1撮海鹽
- 1茶匙純香草精
- ¼杯葡萄乾、無乳脂巧克力豆、小紅莓乾或藍莓乾

可製作16塊餅乾

我的奶奶有一道傳統燕麥餅乾食譜，我們全家人都超愛；不過我調整了一下這道餅乾的做法，來符合我們家的無麩飲食方式。這是我家兒子們最愛的點心之一，儘管我稍微改了一點，我還是很高興自己能夠做出奶奶的餐點。餡料的部分你可以自己選擇，不論是葡萄乾、巧克力豆、小紅莓乾或藍莓乾，這些都可以搭配得非常好！

作法

1. 烤箱以攝氏約190度預熱，餅乾烤盤噴上薄薄的椰子油噴霧。

2. 除了葡萄乾和其他配料之外，將所有食材放入碗中。用手動攪拌器或食物調理機混合所有材料，直到均勻滑順為止。接著再拌入葡萄乾、巧克力豆或莓乾。

3. 用能挖1½大匙份量的冰淇淋勺，把麵糊挖成球狀放在準備好的烤盤上。輕輕壓一下頂部，讓麵糊球變成厚約1cm的圓餅。

4. 烤約8至10分鐘，或直到圓餅變得金黃、烤熟為止。靜置放涼數分鐘後再放到架子上冷卻。

巧克力豆餅乾

chocolate chip cookies

食材

- 1杯杏仁粉（包裝好的）
- 2大匙椰糖
- 1大匙純楓糖糖漿
- 1顆雞蛋
- 1茶匙純香草精
- ¼茶匙小蘇打
- ¼茶匙海鹽
- ¼杯無乳脂巧克力豆

可製作10片餅乾

我們改變的是生活方式，而不是飲食！這一道餐點你只需要把傳統使用的食材，替換成比較健康的材料，記得控制份量即可。而且只要按個人份量把做好的餅乾（和其他甜點）冰起來，就不容易因為太好吃而一次全部吃完了。

作法

1. 烤箱以攝氏約180度預熱，餅乾烤盤噴上薄薄的椰子油噴霧。

2. 把杏仁粉、糖、楓糖漿、雞蛋、香草精、小蘇打和鹽巴放入食物調理機中。以高速攪打約10至15秒，或者直到所有材料混合均勻為止。接著再拌入巧克力豆。

3. 用能挖1½大匙份量的冰淇淋勺，把麵糊挖成球狀放在準備好的烤盤上，這裡的份量應該可以挖出10球。輕輕壓一下頂部，讓麵糊球變成圓餅。

4. 烤約10分鐘，或直到圓餅變金黃、烤熟為止。靜置稍涼後再放到架子上，任其完全冷卻。

花生醬布朗迪

peanut butter blondies

食材

- 2杯自製（請見第229頁）或罐裝煮熟的鷹嘴豆，洗淨瀝乾
- ¼杯有機的花生醬、杏仁醬或葵花籽醬
- ¼杯有機生蜂蜜
- 1茶匙純香草精
- ¼茶匙海鹽
- ¼茶匙泡打粉
- ⅛茶匙小蘇打
- ¼杯無乳脂巧克力豆

可製作16塊布朗迪

這些布朗迪是用鷹嘴豆做的！使用豆類而不用麵粉，是我把最愛餐點加以改造成健康食品最愛用的方法之一，製作過程中還能增添蛋白質和纖維。如果你對堅果會過敏，可以用種籽醬來做這道點心，例如葵花籽醬。

作法

1. 烤箱以攝氏約180度預熱，8吋方形烤盤噴上薄薄的椰子油噴霧。
2. 除了巧克力豆之外，把所有材料放入食物調理機中，攪打直到所有材料變得滑順為止。麵糊應該會是非常濃稠的狀態，就像布朗尼的麵糊一樣。接著再以手動方式拌入巧克力豆。
3. 把麵糊倒進準備好的烤盤上，表面弄平整。
4. 烤約35分鐘或變金黃、烤熟為止。靜置稍涼後切成16塊，待其冷卻後再享用。

Note

如果使用的是罐裝鷹嘴豆，要確保豆子是不含鹽的。

雙倍巧克力快打蛋糕

double chocolate blender cake

食材

- 1根中大型熟成香蕉
- 2顆雞蛋
- 2大匙椰子油，液態或固態皆可
- 2大匙有機生蜂蜜
- 3大匙可可粉
- 1杯無麩傳統燕麥片
- ½杯杏仁粉（包裝好的）
- 1茶匙小蘇打
- 1茶匙純香草精
- ¼茶匙海鹽
- ¼杯無乳脂巧克力豆

其他做法

這道蛋糕也可以用烤箱來烘烤製作。以攝氏約180度預熱烤箱後，烘烤25分鐘，或直到用牙籤插入中央取出，沒有任何麵糊沾附為止。蛋糕去模前先靜待冷卻約5分鐘，之後移到蛋糕架上再享用。

可製作8至10人份

這道鬆軟小蛋糕嚐起來就像巧克力杯子蛋糕，蓬鬆軟香，還不含麩質，使用了香蕉和蜂蜜而非糖來增添甜味。這裡提供的是以壓力鍋製作的方法，但我同時也附上了烤箱的製作介紹。

作法

1. 6杯份環狀蛋糕烤模上噴椰子油噴霧。
2. 在高速攪拌機內放入所有食材，以高速攪打至變成滑順的麵糊。把麵糊倒入烤模裡，用錫箔紙包起來。
3. 壓力鍋內倒1杯水，烤模放在三腳架上，輕輕移入壓力鍋內。
4. 蓋上鍋蓋，確保壓力氣閥位於「密封」位置。螢幕面板選擇「手動／壓力烹煮」功能，高壓烹煮，用＋／－按鈕調整設置30分鐘。
5. 壓力鍋發出「嗶」聲時代表烹煮完成。將氣閥從「密封」轉到「排氣」位置，讓蒸氣快速散出。蒸氣散出時非常燙，要小心。
6. 打開鍋蓋，輕輕取出蛋糕。靜待5分鐘稍微冷卻後再把蛋糕去模，放在架上後享用！

無起司覆盆子醬蛋糕

no-cheese cake with raspberry coulis

食材

餅乾底

- ¼杯椰子粉
- 2大匙杏仁粉（包裝好的）
- ½茶匙肉桂粉
- ¼茶匙小蘇打
- ⅛茶匙海鹽
- 2大匙椰子棕櫚白油
  2大匙有機生蜂蜜
- ½茶匙純香草精

起司餡

- 2杯生腰果
- 10大匙無糖香草杏仁奶
- 1茶匙純香草精
- ¼杯椰糖或有機生糖
- 2大匙有機生蜂蜜
- 1茶匙新鮮檸檬汁
- 覆盆子醬（製作方法請見下一頁）

可製作10人份

沒有起司的起司蛋糕？是的，這是能做得出來的！我喜歡滑香酸甜的起司蛋糕，不要太濃郁。這一道蛋糕會讓人放縱自己，但使用的材料會比你在餐廳點的健康許多，而且這與新鮮覆盆子製作的果醬非常搭。

作法

1. 在能放入壓力鍋的7吋烤盤上噴上烹飪噴霧。

2. 在食物處理機中放入椰子粉、杏仁粉、肉桂、小蘇打和鹽巴，攪打到混合均勻。放入椰子白油，繼續攪打，讓拌料粗略結合，甚至出現粉塊狀，接著加入蜂蜜和香草精，然後攪打到完全混合。把麵糊倒入準備好的烤盤裡。用湯匙背面撫平拌料，平均輕壓，使拌料在烤盤底部成為餅乾底。

3. 把所有餡料的食材放入高速攪拌機裡，攪打到滑順為止。把餡料倒在餅乾底上，最上層用錫箔紙蓋起來。

4. 壓力鍋裡倒1杯水，把烤盤放在三腳架，再輕輕移入壓力鍋內。

5. 蓋上鍋蓋，確保壓力氣閥位於「密封」位置。螢幕面板選擇「手動／壓力烹煮」功能，高壓烹煮，用＋／－按鈕調整設置35分鐘。

6. 壓力鍋發出「嗶」聲時代表烹煮完成。將氣閥從「密封」轉到「排氣」位置，讓蒸氣快速散出。蒸氣散出時非常燙，要小心。

7. 打開鍋蓋，輕輕取出起司蛋糕。靜待5分鐘稍微冷卻後再搭配覆盆子醬享用。沒吃完的請放冰箱冷藏。

覆盆子醬

- 8盎司新鮮覆盆莓（約227公克）
- ¼杯純楓糖糖漿
- 1大匙水
- ½茶匙新鮮檸檬汁

可製成1⅓杯

1. 用高速攪拌機把所有食材打成泥，放在起司蛋糕上一起吃。

無麩胡蘿蔔蛋糕

gluten-free carrot cake

食材

- 1顆雞蛋
- 2大匙印度酥油或椰子棕櫚白油
- 2大匙純楓糖糖漿
- 3大匙椰糖
- ⅓杯無糖蘋果醬
- ¼茶匙海鹽
- ¾茶匙小蘇打
- ½茶匙泡打粉
- ½茶匙肉桂粉
- ⅓杯無糖香草杏仁奶或水
- ½杯杏仁粉（包裝好的）
- ½杯無麩傳統燕麥片
- ½杯胡蘿蔔絲（約2小根）
- ¼杯山核桃或胡桃，切碎
- 無乳脂奶油糖霜（製作方法請見下一頁）

可製作8至10人份

這道濃郁又香醇的蛋糕很容易上癮。切好後記得放到旁邊去，不然會很容易想一直吃下去，直到沒了為止。無乳脂奶油就是這道蛋糕用的糖霜，一定要使用像是Vitamix牌的高速攪拌機，因為一般的攪拌機無法成功。

作法

1. 在能放入壓力鍋的6杯份方形烤盤上噴烹飪噴霧。

2. 除了胡蘿蔔、胡桃和糖霜之外，把所有材料放入高速攪拌機，用高速攪打到滑順。拌入胡蘿蔔和胡桃後，把麵糊倒入準備好的烤盤，用錫箔紙蓋住。

3. 壓力鍋裡倒1杯水，把烤盤放在三腳架，再輕輕移入壓力鍋內。

其他做法

這份蛋糕也能用烤箱製作。把食材份量加倍，改以9吋的圓形蛋糕烤模抹上噴霧。烤箱以攝氏約180度預熱，烘烤35分鐘，或直到用牙籤插入中央，拿出來時沒有麵糊沾黏為止。靜置冷卻約10分鐘再脫模。

4. 蓋上鍋蓋，確保壓力氣閥位於「密封」位置。螢幕面板選擇「手動／壓力烹煮」功能，高壓烹煮，用＋／－按鈕調整設置35分鐘。

5. 壓力鍋發出「嗶」聲時代表烹煮完成。將氣閥從「密封」轉到「排氣」位置，讓蒸氣快速散出。蒸氣散出時非常燙，要小心。

6. 打開鍋蓋，輕輕取出胡蘿蔔蛋糕。靜待10分鐘稍微冷卻後脫膜，等完全冷卻後再塗抹糖霜享用。

無乳脂奶油糖霜

- 1杯泡水後的生腰果，瀝乾
- 2大匙無糖香草杏仁奶
- ¼杯純楓糖糖漿
- 2茶匙純香草精

可製成⅔杯，1個小蛋糕夠用

1. 將所有材料放在高速攪拌機裡，以高速攪打5分鐘，直到拌料變得滑順。當拌料溫度上升時，其中的腰果會提升濃稠度。讓糖霜冷卻約5分鐘，其質地會更加濃稠，之後就能塗抹在蛋糕上了。

草莓奶昔

strawberry milkshake

食材

- ¾杯自製（請見第225頁）或商店買的無糖杏仁奶
- 1杯冷凍草莓
- ½茶匙純香草精
- 2茶匙龍舌蘭蜜或有機生蜂蜜

可製作1人份

有哪個小女生會不愛巧克力呢？我女兒就是其中之一。這是艾薇的特製草莓奶昔，不僅簡單、美味，而且還是電影之夜吃爆米花時的完美搭配！

作法

1. 將所有材料放入高速攪拌機，以高速攪打到滑順後，倒入玻璃杯享用。

巧克力花生醬奶昔

chocolate peanut butter milkshake

食材

- ½杯無糖香草杏仁奶
- 2大匙PBfit品牌有機花生醬粉或有機花生醬
- ½大匙可可粉
- ½大匙無乳脂巧克力豆
- 1根冷凍香蕉
- 1把嫩菠菜（自行選用）
- 1杯冰塊

可製作1人份

這道奶昔是最熱門的飲品，受歡迎的原因我想應該也不用再多說了吧。快停下你手邊在做的事，立刻來一杯吧！如果你想念冰淇淋、巧克力或花生醬冰淇淋，這絕對能滿足你的渴望。

作法

1. 將所有材料放入高速攪拌機，以高速攪打到滑順後，倒入玻璃杯享用。

水蜜桃奶油冰淇淋

peaches and cream ice cream

食材

- 1罐全脂椰奶（約425公克）
- 2½杯切片冷凍水蜜桃
- 2大匙龍舌蘭蜜、純楓糖糖漿或有機生蜂蜜
- 1茶匙純香草精
- ½杯自製杏仁奶（請見第225頁，自行選用）

可製作6至8人份

這是一道超健康的冰淇淋！嫩菠菜可以加到任何的冰淇淋食譜上，能帶點綠葉營養，或是不想加也可以。水果可以為這道「美好」的奶油冰淇淋增加美麗的顏色。記得要好好讀一下冷凍冰淇淋方法的製作秘訣。

作法

1. 除了杏仁奶（如果有用的話），把所有材料放入高速攪拌機內，攪打到滑順後，把拌料移到冷凍庫，冷凍至少3小時或隔1晚。要吃的時候，拌入杏仁奶混合，就能完成「挖得起來的」冰淇淋（請見下方的製作祕訣）。

Tips

你也可以依照個人份量，利用矽樹脂瑪芬杯來冷凍冰淇淋。單杯冷凍時，記得在收納盒裡放一層烘焙紙。從冷凍櫃取出收納盒時，把冷凍的冰淇淋切成方便放入攪拌機的塊狀，接著再放入杏仁奶，再次攪打成方便挖取的硬度。

其他做法

- 香草口味：取代水蜜桃。
- 草莓、香蕉口味：以2½杯冷凍草莓和1根香蕉取代冷凍水蜜桃。
- 熱帶陽光口味：把水蜜桃換成1顆去皮柳橙、1根冷凍香蕉和1杯冷凍鳳梨，接著加上1顆新鮮萊姆鮮榨的汁，頂部再放上1小片薄荷葉。

無乳脂棒棒冰

dairy-free fudge pops

食材

- ⅓杯無糖杏仁奶
- 1小顆熟成酪梨、去皮去核
- 2大匙純楓糖糖漿
- ½茶匙純香草精
- 2大匙可可粉
- 2大匙無乳脂巧克力豆

可製作4根小的棒棒冰

誰會不愛乳脂棒棒冰？酪梨能取得健康油脂，又不會缺少傳統上這道甜點該有的奶油口感。如果你跳過製冰的步驟，也可以當作巧克力甜點吃，非常好吃唷！

作法

1. 將所有材料放入高速攪拌機，以高速攪打到滑順後，倒入85公克的冰棒模型裡，放入冰箱冷凍4小時或隔1夜。

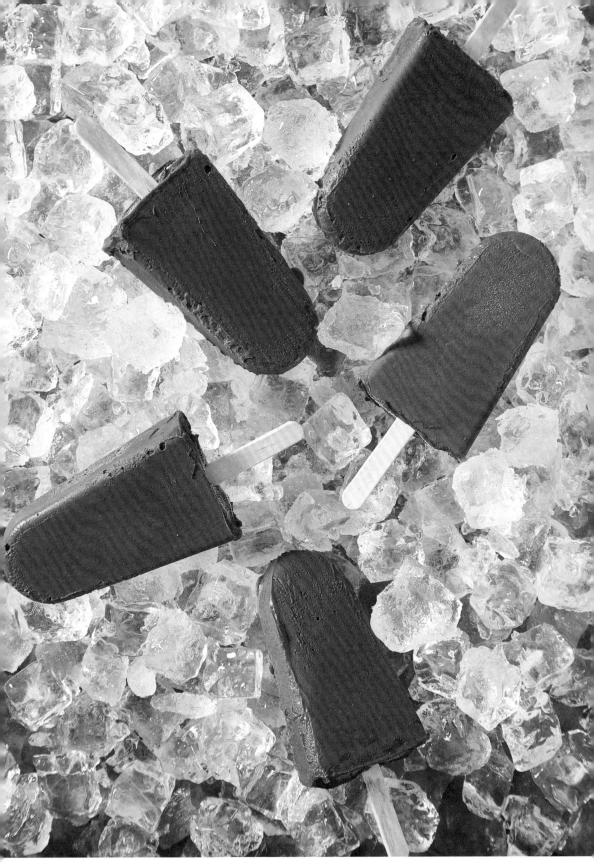

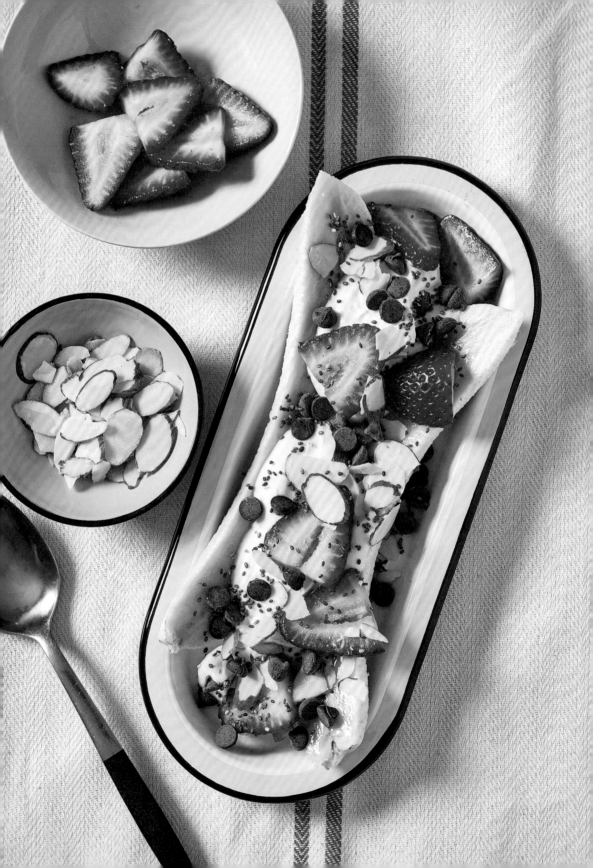

香蕉船

banana split

食材

- 1根熟成香蕉，以縱軸切半
- 2大匙椰子奶油霜（請見第45頁）
- 1大匙杏仁片
- 1茶匙奇亞籽
- ¼杯草莓切片

可製作1人份

這是改編經典的健康版本香蕉船。香蕉船之夜一直是我們家裡最好玩的時刻，而且做法也是毫無設限。我們會在家裡設置一個小型的聖代自助區，讓孩子自己做想要的香蕉船口味。櫻桃、烘烤穀片、巧克力豆、可可粉，有太多種類配料可以使用了。這裡的食譜適合1人份，但要做給全家直接把份量加倍即可。

作法

1. 把香蕉放在長型窄盤上，添加所有配料即可。

含羞草無酒精雞尾酒

mimosa mocktail

食材

- ½杯氣泡水
- ½杯新鮮柳橙汁

可製作1人份

每次我們有聚會時，通常都一定會有酒精飲料。我不喜歡被排除在外，但也不想因為這樣就把熱量的配額浪費在飲料上，所以我就用氣泡水來做特製雞尾酒。有時候我也會用有味道的氣泡水加些現切的水果。

作法

1. 把氣泡水和果汁倒入玻璃杯，攪拌後享用。

窈窕瑪格麗特

skinny margarita

食材

- ⅓杯新鮮萊姆汁
- ⅛杯橙酒（Triple Sec）
- ¼杯龍舌蘭（約57公克）
- 2杯冰塊
- 2大匙有機龍舌蘭蜜

可製作2人份

我喜歡調得好喝的瑪格麗特酒。大部分的飲食減肥都會呼籲不要喝酒，但我知道對我來說，這不會是很實際的改變生活方法。我反而是把所有含糖的混合飲料丟掉，開始自己調我想喝的飲品。如果你希望能喝的超級健康，那就在這款瑪格麗特酒裡加一把菠菜，你可以稱它為「綠色果昔」！

作法

1. 將所有材料放入高速攪拌機，以高速攪打到滑順且沒有任何碎冰為止，接著倒入玻璃杯享用。

草莓檸檬水思樂冰

strawberry limeade slurpie

食材

- 2顆萊姆，榨汁
- 2大匙龍舌蘭蜜
- 6顆冷凍草莓
- 1杯冰塊
- 1茶匙純楓糖糖漿

可製作2至4人份

這是一道特別適合夏日飲用的冰品，尤其在熱天飲用非常清爽。你也可以利用這食譜製作冰棒。

作法

1. 將所有材料放入高速攪拌機，以高速攪打到滑順，接著倒入玻璃杯立刻飲用。

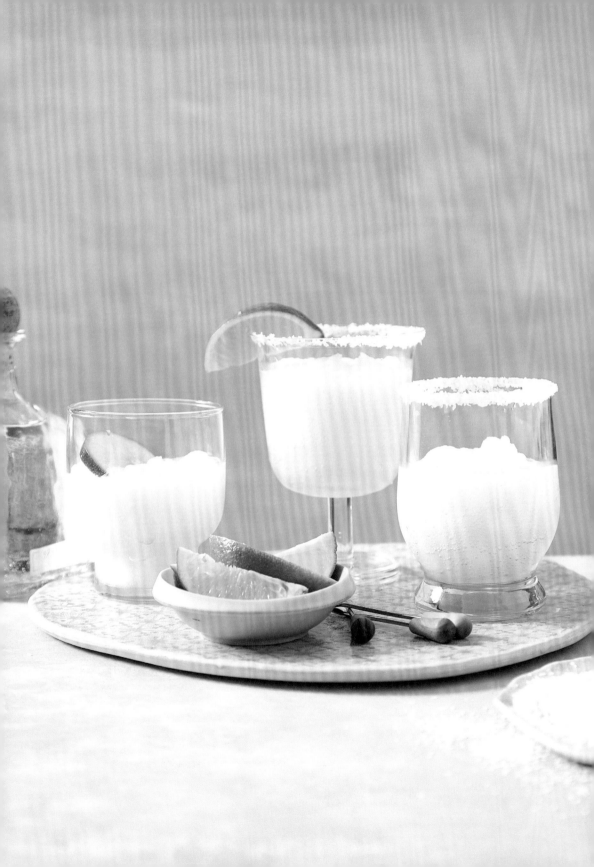

基礎美味原食

THE BASICS

無穀披薩皮

grain-free pizza crust

食材

- ⅔杯木薯粉，需要時可以多加一點
- ⅓杯葛根粉
- 1茶匙海鹽
- ½茶匙洋蔥粉
- ½茶匙大蒜粉
- 1顆雞蛋
- 2½大匙特級初榨橄欖油
- ⅓杯水
- 椰子粉，滾麵團時用

可製作1份10吋披薩餅皮

現在很流行花椰菜披薩餅皮，但就某些原因來說，我們無法直接使用它。所以雖然這道食譜比起傳統麵團熱量並沒有減少太多，但是木薯粉不會像一般麵粉那樣，有容易引起發炎的副作用。比起其他我們曾嘗試做的無穀披薩餅皮，這個版本最剛好。

作法

1. 在中型碗裡把木薯粉、葛根粉、鹽巴和洋蔥、大蒜粉攪拌結合。加入雞蛋、油和水，攪拌均勻直到所有拌料可以做成一團。麵團靜置5分鐘，質地應該不會太黏，如果太黏就多加一點木薯粉。

2. 在烘焙紙上撒上椰子粉，用手壓平麵團，使用桿麵棍輕輕桿成10吋的圓形。這些粉都不含麩質所以本身不具黏性，桿製時會跟一般麥粉麵糰稍有不同。

Note

要製作披薩皮，烤箱以攝氏約220度預熱。用自己喜歡的披薩配料放在餅皮上，用烘焙紙將餅皮滑入烤盤或披薩石板，烘烤11分鐘。如果是用烤盤，烘烤時間要多延長2分鐘，或直到餅皮邊緣開始變黃。餅皮用預熱過的披薩石板效果會更好。

草莓糖漿

strawberry syrup

食材

- 1杯新鮮或冷凍草莓
- ¼杯純楓糖糖漿

我們會在鬆餅、格子鬆餅、冰淇淋等糕點上淋這道糖漿。除了草莓之外，可以替換任何你喜歡的水果，請自由搭配。此外，如果你家裡有Vitamix牌子的高速攪拌機，就能不慌不亂的完成。把所有食材放入攪拌機攪打，之後靜置10分鐘，糖漿就會自然生成像是果醬的質地，即可當成抹醬使用。如果你想要做熱量更少的版本，那就用水和1撮甜菊糖，而不要使用楓糖糖漿。

作法

1. 把所有材料放入攪拌機，攪打到滑順為止。

自製大骨湯

homemade bone broth

食材

- 3磅肉骨頭（可依喜好選用雞骨、牛骨、羊骨、豬骨或脂肪不多的魚骨）（約1360公克）
- 4杯蔬菜（可依喜好選用½顆洋蔥、少許胡蘿蔔、幾根西洋芹等）
- 1大匙新鮮香草（可依喜好選用巴西里、羅勒等）
- 1大匙蘋果醋
- 1茶匙海鹽

可製作3.5至4.6公升

自己製作大骨湯有太多好處了，不論是雞禽或肉骨，或嚴格點用蔬菜做高湯都是。我們是在執行AIP飲食時才開始喝大骨湯，因為這不會造成過敏，也不會引起發炎。我們喜歡這種零浪費／低消費的生活方式，自己製作大骨湯可以滿足這兩點。注意：如果你是用牛骨，請先放入烤箱以攝氏約180度烘烤30分鐘再開始。

作法

1. 將所有食材放入壓力鍋，再倒入水淹到⅔滿。
2. 蓋上鍋蓋，確保壓力氣閥位於「密封」位置。螢幕面板選擇「手動／壓力烹煮」功能，高壓烹煮，用＋／－按鈕調整設置90分鐘。
3. 壓力鍋發出「嗶」聲時代表烹煮完成。讓蒸氣自然散出，約20分鐘。
4. 打開鍋蓋後，過濾大骨湯，丟棄骨頭和蔬菜。當高湯完全冷卻後，倒入寬口罐，放入冰箱可冷藏至多10天。

蔬菜高湯

vegetable broth

食材

- 4杯蔬菜剩菜（胡蘿蔔、洋蔥、西洋芹、甜椒蒂頭、甜菜根蒂頭、地瓜尾端等）
- 5瓣大蒜，壓成泥
- 1片乾月桂葉
- 1大匙切末的新鮮巴西里
- 1茶匙乾迷迭香
- 1茶匙乾百里香
- ½茶匙海鹽
- ¼茶匙黑胡椒
- 1大匙特級初榨橄欖油

可製作3.5至4.6公升

我通常會利用丟棄的蔬菜剩菜來製作蔬菜高湯：胡蘿蔔尾、西洋芹、洋蔥、番茄、甜椒蒂頭等等，我們會把所有的剩菜放入大的冷凍袋，放入冷凍櫃。每週一次我會拿出來丟入壓力鍋，加點水製成高湯。

我們總是盡力找出能改善環境的方法。在製作完蔬菜高湯後，我們還會用煮完的蔬菜做堆肥！不過要注意，有幾種蔬菜做成高湯味道會不夠好，包括有綠葉蔬菜、綠花椰菜和白花椰菜，可避免選用。

作法

1. 將所有食材放入壓力鍋，再倒入水淹到⅔滿。
2. 蓋上鍋蓋，確保壓力氣閥位於「密封」位置。螢幕面板選擇「手動／壓力烹煮」功能，高壓烹煮，用＋／－按鈕調整設置40分鐘。
3. 壓力鍋發出「嗶」聲時代表烹煮完成。讓蒸氣自然散出，約20分鐘。
4. 打開鍋蓋後，過濾高湯，丟棄蔬菜剩菜和月桂葉。當高湯完全冷卻後，倒入寬口罐，放入冰箱可冷藏至多10天。

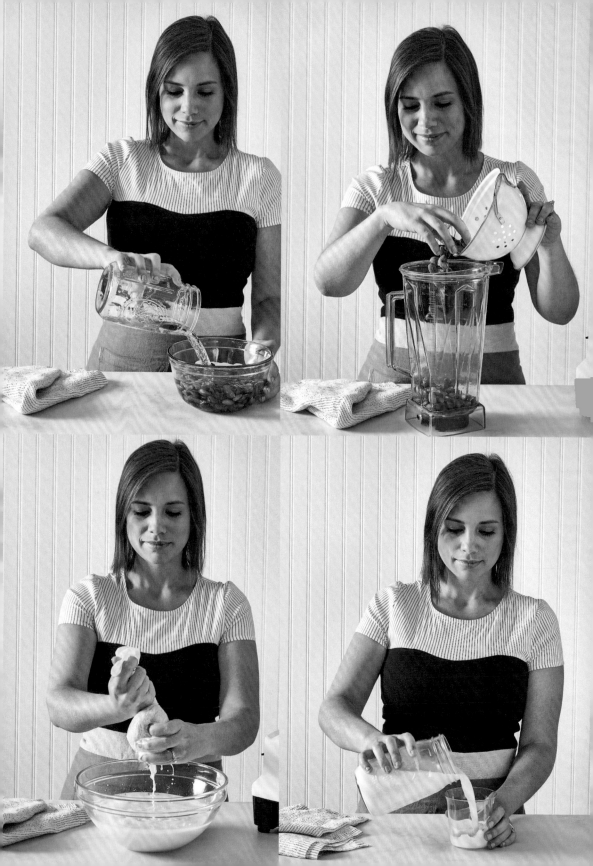

自製杏仁奶

homemade almond milk

食材

- 1杯生杏仁
- 6杯水

可製作1.7公升

開始選擇健康的生活飲食方式時，我無法一次重新做所有料理，這是一個緩慢的過程。但當我成功熟練地做成一道後，我就開始嘗試下一道菜。商店買的杏仁奶其實並不會太貴，但有一天我在看上頭的成份表時，突然覺得自己得做做看。一旦我成功了，我才發現這有多簡單。杏仁相當貴，所以任何的杏仁渣請不要直接丟掉，可以用來做杏仁泥鬆餅（請見第57頁）。

作法

1. 把杏仁泡在2杯份量的水裡，泡上8小時或隔夜，之後洗淨、瀝乾。

2. 把杏仁放入高速攪拌機，放入剩下的4杯水。以高速攪打到沒有任何杏仁塊狀為止。

3. 利用堅果奶過濾袋或起司紗布過濾杏仁奶，仔細過濾。把杏仁奶存放在玻璃盒中，放入冰箱冷藏，5至7天要用完。杏仁渣很容易變酸，如果是之後才要用，可以放入冷凍櫃保存超過2天。

Tips

杏仁渣也可以放入烤箱內烘乾水份，以攝氏約46度烘烤4至8小時。

其他做法

- 香草杏仁奶：放入4顆椰棗和2茶匙純香草精，一起攪打。

自製美乃滋

homemade mayonnaise

食材

- 1杯酪梨油、葵花油、葡萄籽油或輕橄欖油
- 1顆室溫保存的雞蛋
- ½茶匙乾洋蔥末
- ½茶匙海鹽
- ½顆檸檬榨的汁，或是1茶匙蘋果醋

可製作2杯

你是否想過，為什麼商店裡的美乃滋可以放在冰箱數個月，而自製版本卻只能放7天呢？答案就是防腐劑！為了不要添加防腐劑，了解自己究竟吃了什麼東西，我們家嘗試利用了很多美乃滋（鮪魚、雞蛋沙拉、淋醬等），才不會擔心無法用完。如果你想要做少量的美乃滋，那就油放少一點（製作1杯美乃滋要用½杯的油；½杯的美乃滋，就用¼杯的油）。如果你等不及讓雞蛋恢復室溫，你可以用溫水沖淋。

作法

1. 在寬口梅森罐裡放入¼杯油、雞蛋、洋蔥和鹽巴。利用手動攪拌棒攪打，同時慢慢加入剩下¾杯的油。攪拌得越慢，美乃滋就越濃稠。一旦乳化成功後，用湯匙輕輕拌入檸檬汁。之後放入冰箱可以冷藏最多1週。

自製番茄醬

homemade ketchup

食材

- 1杯有機番茄醬汁
- 2大匙有機生蜂蜜
- 1茶匙煙燻油
- 1大匙有機番茄糊
- 2大匙紅酒醋
- 1茶匙乾洋蔥末
- ½茶匙海鹽

可製作1杯

過去100年來，美國人已經從每年吃20茶匙糖，變成每年吃下150磅的糖。隨著脂肪肝病越來越多，我們一定要留意購買食品時的食物成分表，而這在我們給孩子吃的食物裡更是重要，孩童肥胖和第二型糖尿病正充斥在我們孩子的這一代。在家裡能做的改變雖然小，但意義卻非常重大，包括這道番茄醬。不過若你還沒決定要自己做，市面上還是有很多品牌已經有低鹽和減糖，而且是以全食材料製作的版本。只要遠離任何含有高果糖玉米糖漿的東西就對了！

作法

1. 將所有材料放進寬口梅森罐，用手動攪拌棒攪打到完全結合。放入冰箱冷藏，可以保存最多2週。

壓力鍋黑豆

pressure cooker black beans

食材

- 1包乾黑豆（約454公克）

可製作約1360公克

這是我很多即時料理的基底，我喜歡一次做一大包，然後把之後才要用的份量冷凍起來。

作法

1. 用水泡豆子，浸泡4小時或泡1晚上，之後洗淨瀝乾。

2. 豆子放入壓力鍋裡，倒入水，剛剛好淹過即可。

3. 蓋上鍋蓋，確保壓力氣閥位於「密封」位置。螢幕面板選擇「手動／壓力烹煮」功能，高壓烹煮，用＋／－按鈕調整設置12分鐘。

4. 壓力鍋發出「嗶」聲時代表烹煮完成。讓蒸氣自然散出，直到螢幕面板顯示「低：35」。

5. 打開鍋蓋後，用湯匙挖取使用。

壓力鍋鷹嘴豆

pressure cooker chickpeas

食材

• 1包乾鷹嘴豆
  （約454公克）

可製作約1360公克

這是非常好的蛋白質來源，我經常在很多即時料理裡使用鷹嘴豆。

作法

1. 大碗裡用水浸泡鷹嘴豆，浸泡8小時或1晚。鷹嘴豆蠻容易吸水，豆子看起來很乾時要記得再加水。

2. 洗淨、瀝乾鷹嘴豆後放入壓力鍋內。加水剛剛好淹過即可，如果有些豆子突出水面不要緊。

3. 蓋上鍋蓋，確保壓力氣閥位於「密封」位置。螢幕面板選擇「手動／壓力烹煮」功能，高壓烹煮，用＋／一按鈕調整設置25分鐘。

4. 壓力鍋發出「嗶」聲時代表烹煮完成。讓蒸氣自然散出，直到螢幕面板顯示「低：3」。氣閥由「密封」轉到「排氣」位置。

5. 打開鍋蓋後，你會發現豆子淹沒在一層白色網狀的物質下，不須緊張，只要洗淨瀝乾，就能隨時用在你需要的食譜上。放在冰箱可以冷藏約5天，冷凍的話則可保存數月。

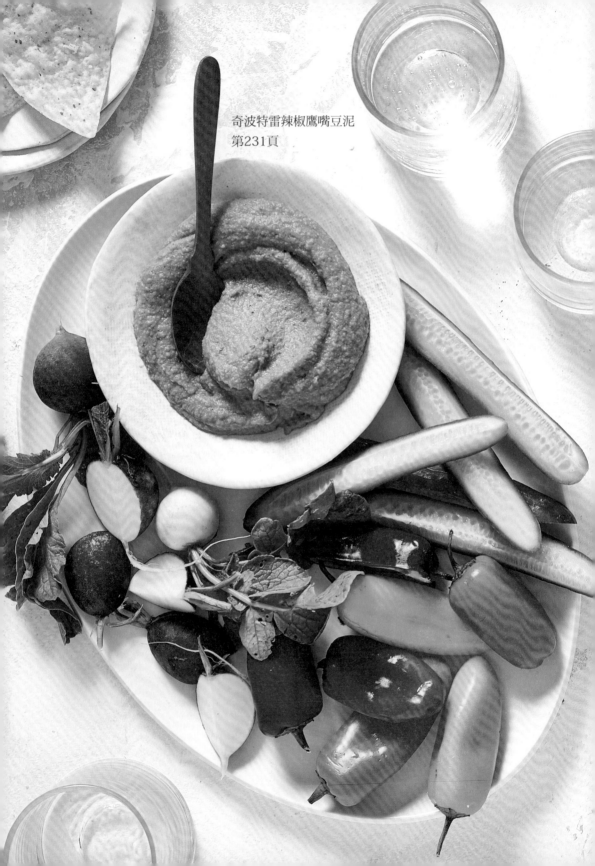

奇波特雷辣椒鷹嘴豆泥
第231頁

奇波特雷辣椒鷹嘴豆泥

chipotle hummus

食材

- 1杯自製（請見第229頁）或罐裝的煮熟鷹嘴豆，洗淨瀝乾
- ½杯酪梨油
- 1大匙中東芝麻醬（可自行選用）
- 1根泡阿斗波醬的奇波特雷辣椒，想要更辣的話可以用2根
- ½茶匙海鹽
- ½茶匙孜然粉
- 1茶匙蒜末
- 4茶匙新鮮檸檬汁

可製作2杯

這是最棒的鷹嘴豆泥了。我從來都不是很喜歡鷹嘴豆泥，直到我自己做之後才改觀。如今它成為我經常備好的配料，搭配脆口的小黃瓜就是很好的點心。我也喜歡在派對上提供這道絕妙的鷹嘴豆泥，每次都會有很多人問我怎麼做，感覺超好！

作法

1. 把所有材料放入食物調理機或攪拌機，以高速攪打到滑順香濃為止。搭配玉米片或生鮮蔬菜一起吃。

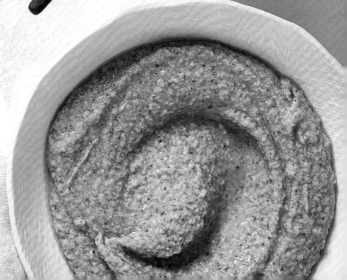

蔬菜沾醬
第232頁

芫荽墨西哥辣椒鷹嘴豆泥
第233頁

蔬菜沾醬

veggie dip

食材

- 1杯壓成泥的熟成酪梨
- ½大匙新鮮萊姆汁
- ½茶匙大蒜粉
- ¼茶匙海鹽

可製作1杯

這是用酪梨製作而成的蔬菜沾醬,很難再找到比這更健康的了!我很喜歡自己準備午餐餐盒;我會擺出一大堆生鮮蔬菜以及健康的輕食肉品,然後用這道沾醬當作淋醬搭配食用,製作自己的健康午餐。

作法

1. 把所有材料放入碗裡攪拌均勻,搭配生鮮蔬菜一起吃。48小時內一定要吃完。

塔可醬

taco seasoning

食材

- 1½大匙辣椒粉
- 2茶匙乾洋蔥末
- 1茶匙大蒜粉
- 1茶匙孜然粉
- 1茶匙海鹽
- ½茶匙卡宴辣椒粉
- ½茶匙燻紅椒粉

可製作¼杯

商店買的塔可醬充滿了各種「天然風味」的文宣,但這可能只是用來描述味精和其他防腐劑的隱晦說法。如果可以,最好是自己製作塔可醬。我是心裡想著McCormicks品牌的傳統塔可醬做出來這道版本,味道完全不差!

作法

1. 將所有材料放進寬口梅森罐後密封起來即可。這道塔可醬可以保存最多6個月。

芫荽墨西哥辣椒鷹嘴豆泥

cilantro jalapeño hummus

食材

- 1杯自製（請見第229頁）或罐裝的煮熟鷹嘴豆，洗淨瀝乾
- ½杯酪梨油
- 1大匙中東芝麻醬（自行選用）
- ½杯新鮮芫荽，連梗一起切碎
- ¼杯切丁的墨西哥辣椒（不想太辣就揉一揉去籽）
- 1茶匙孜然粉
- 1茶匙乾洋蔥末
- ½茶匙海鹽

可製作2杯

這道鷹嘴豆泥太厲害了！不僅很適合搭配生鮮蔬菜或玉米片一起吃，就算是放在墨式烤吐司或塔可餅內也很搭。參加同樂聚餐時，這也是非常完美的沾醬。

作法

1. 把所有材料放入食物調理機或攪拌機，以高速攪打到滑順香濃為止。搭配玉米片或生鮮蔬菜一起吃。放入冰箱冷藏可以保存最多1週。

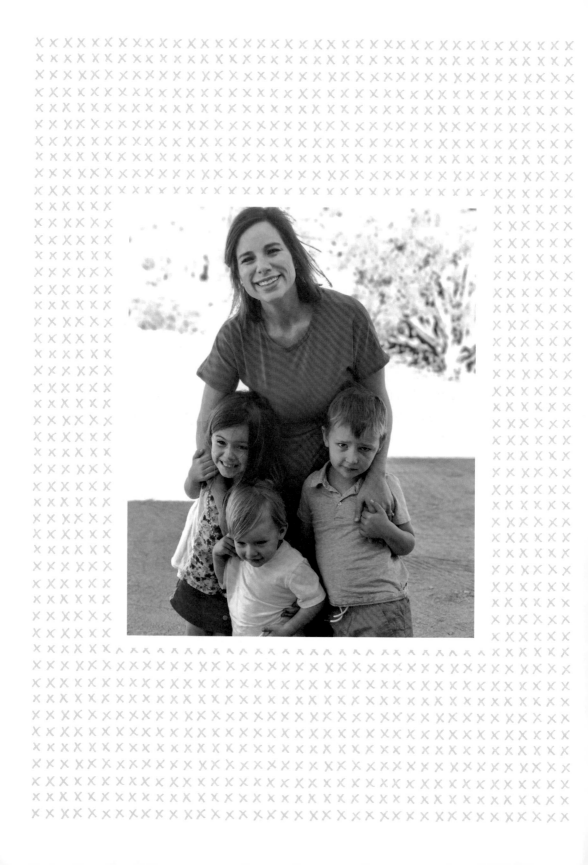

感謝

布萊迪，只有老天知道沒有你我會如何。你將蘿蔓生菜、Vitamix攪拌機還有Instant Pot電子壓力鍋帶進我的世界；你果然是聰明的人，你讓我成為妻子、母親，還變成一個更好的人。如果不是你，我無法完成這一切，謝謝你總在我不那麼喜歡自己的時候，依舊愛護著我。你就是我人生真正的另一半，更是我人生摯愛，這本書的完成多虧有你。

艾薇、小班和諾亞，謝謝你們總是勇敢的當我的頭號試吃者，你們是我最重要的鼓舞者，還讓我真的成為「史上最棒的廚師」。謝謝你們願意和其他人分享，也讓我能與其他朋友分享我對食物的熱枕。你們是我決定不再四處找藉口，決心改變人生的原因。你們肯定知道，我對你們的愛毫無設限。

媽媽和爸爸，謝謝你們總是不求回報的幫我帶孩子、無私的開導我，永遠相信我能做好所有的事，因為如此，你們也讓我得以相信我自己。

金姨，我對烹飪的愛好完全出自於我對妳的愛。

奶奶，很多我對廚房裡做菜的記憶，最早都是您在廚房裡做的好吃料理。這本書裡很多食譜都深受您的影響，謝謝您。

雪倫婆婆，沒有很多人會願意跟您一樣，時不時就拋下手邊的事，開來回4,000英哩的車程，就只是因為孫女的食譜需要幫忙。您是我人生的寶物。

安迪‧巴茲維，謝謝你發現了我，還用你獨具一格的個性帶著我來這一趟冒險。你是最棒的經紀人也是最棒的朋友。

唐娜‧洛弗利多和Harmony出版團隊，沒有你們，這一切都不會是真的！真的感謝你們願意支持我的夢想，讓我夢想成真。

黛安娜‧巴洛尼，感謝妳願意在我的小小計畫上冒險，甚至比其他人都更早看到願景，謝謝。

泰米‧布萊克，謝謝妳不辭辛勞的聯絡電話、發送郵件，督促著我和這本《30天減醣快瘦》，能與妳共事非常愉快。

海蓮‧杜嘉爾丁，妳的才華讓我的人生躍然紙上，謝謝妳樂意讓我們進入妳的家和創意空間，妳的攝影著實反映出妳的風格，完美無瑕且質感高雅。

塔咪‧哈德曼，拍照的第二天妳讓我意識到這星球上沒有任何妳會照醜的食物（那4顆馬鈴薯，哈！）。謝謝妳的耐心、照顧，還有傑出的才華。這本書因為有妳變得更完美。

麗莎‧洛維克，感謝妳每次與我們一起吃午餐、一起哈哈大笑，甚至幫我試吃四次布朗尼。跟妳一起工作趕著拍照的那八天非常愉快，謝謝妳總是坦然以對，以及給我的任何反饋，妳的想法對我來說非常珍貴。

明娣‧夏皮羅，妳果真是我少見能吃這麼多的人，而且妳還能讓所有的料理錦上添花！謝謝妳出借本書照片裡的所有道具，還有妳對藝術的鑑賞力，讓所有的食物照得以驚豔出眾。

給「快速減肥社群」的每一位，我將這本書送給大家，同時也是因為大家才有這本書！《30天減醣快瘦》一書若非你們就不可能存在！本來我的初衷只是想要鼓勵那些和我一樣需要幫助的人，而你們給我一個平台得以支持數百萬的成員。這本書就是我們的故事，我們接觸到的每一個人、改變的每一位民眾，你們全都對這本書有所貢獻，我很高興能以此書獻給大家！

感謝上帝、拯救者、救世主和益友，感謝您賦予我的一切。

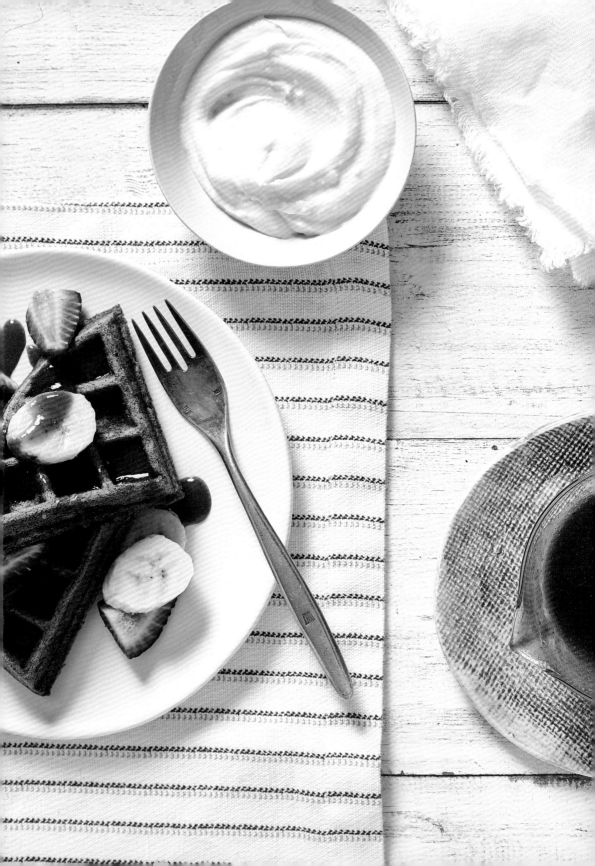

2AB856

30 天減醣快瘦：美國瘦身女王的 125 道料理，
一年減重 57kg 的健康餐桌計畫

作　　者	布麗塔妮‧威廉姆斯	
譯　　者	游卉庭	
責任編輯	溫淑閔	
主　　編	溫淑閔	
版面構成	江麗姿	
封面設計	走路花工作室	

行銷專員	辛政遠、楊惠潔
總編輯	姚蜀芸
副社長	黃錫鉉

總經理	吳濱伶
發行人	何飛鵬
出　版	創意市集

發　　行　城邦文化事業股份有限公司
　　　　　歡迎光臨城邦讀書花園
　　　　　網址：www.cite.com.tw

香港發行所　城邦（香港）出版集團有限公司
　　　　　香港灣仔駱克道 193 號東超商業中心 1 樓
　　　　　電話：(852) 25086231
　　　　　傳真：(852) 25789337
　　　　　E-mail：hkcite@biznetvigator.com

馬新發行所　城邦（馬新）出版集團
　　　　　Cite (M) Sdn Bhd 41, Jalan Radin Anum,
　　　　　Bandar Baru Sri Petaling,
　　　　　57000 Kuala Lumpur, Malaysia.
　　　　　電話：(603) 90578822
　　　　　傳真：(603) 90576622
　　　　　E-mail：cite@cite.com.my

展售門市　台北市民生東路二段 141 號 7 樓
製版印刷　凱林彩印股份有限公司
初版一刷　2020 年（民 109）01 月　初版 1 刷
　　　　　Printed in Taiwan
定　　價　380 元

若書籍外觀有破損、缺頁、裝訂錯誤等不完整現象，
想要換書、退書，或您有大量購書的需求服務，都
請與客服中心聯繫。

客戶服務中心
地址：10483 台北市中山區民生東路二段 141 號 B1
服務電話：(02) 2500-7718、(02) 2500-7719
服務時間：周一至周五 9：30 ～ 18：00
24 小時傳真專線：(02) 2500-1990 ～ 3
E-mail：service@readingclub.com.tw

Instant Loss Cookbook: Cook Your Way to a Healthy
Weight with 125 Recipes for Your Instant Pot,
Pressure Cooker, and More by Brittany Williams.
Arranged thorugh Andrew Nurnberg Associates
International Limited. All rights reserved.

國家圖書館出版品預行編目 (CIP) 資料

30 天減醣快瘦：美國瘦身女王的 125 道料理，一年
減重 57kg 的健康餐桌計畫 / 布麗塔妮‧威廉姆斯著 .
-- 初版 . -- 臺北市：創意市集出版：城邦文化發行，民
109.01
面；　公分

ISBN 978-957-9199-82-7(平裝)
1. 減重 2. 健康飲食 3. 食譜

411.94　　　　　　　　　　　　　　108021759